DU

PINCEMENT HERNIAIRE

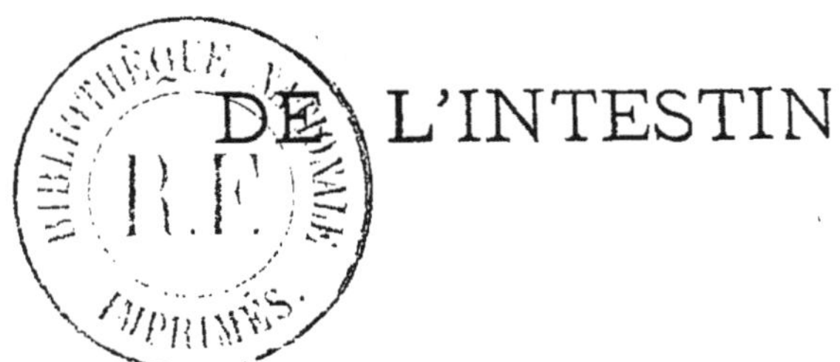

DE L'INTESTIN

PAR

F. LOVIOT,
Docteur en médecine de la Faculté de Paris,
Ancien interne des hôpitaux de Paris.

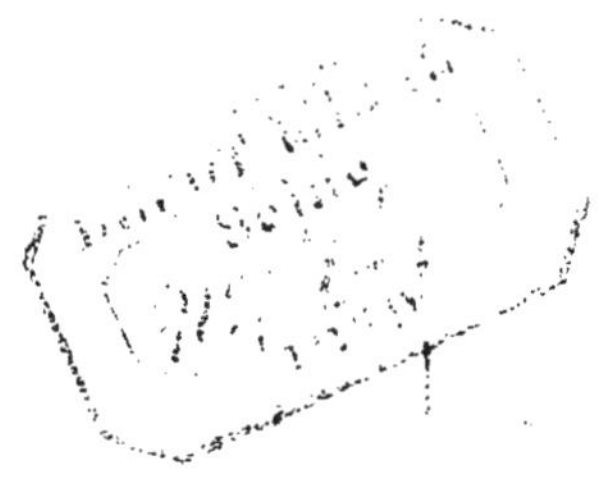

PARIS
A. PARENT, IMPRIMEUR DE LA FACULTÉ DE MEDECINE
29-31, RUE MONSIEUR-LE-PRINCE, 29-31.

1879

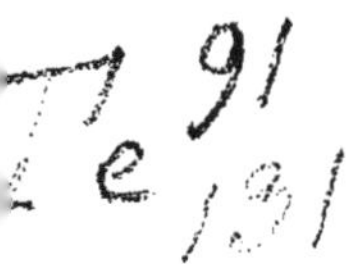

DU

PINCEMENT HERNIAIRE

DE L'INTESTIN

PAR

F. LOVIOT,

Docteur en médecine de la Faculté de Paris,

Ancien interne des hôpitaux de Paris.

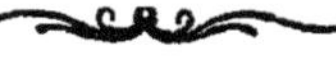

PARIS

A. PARENT, IMPRIMEUR DE LA FACULTÉ DE MEDECINE

29-31, RUE MONSIEUR-LE-PRINCE, 29-31.

1879

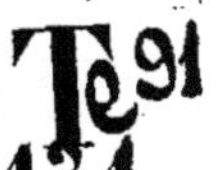

DU

PINCEMENT HERNIAIRE

DE L'INTESTIN

AVANT-PROPOS.

Différents faits de pincement herniaire de l'intestin étant parvenus à notre connaissance et quelques cas qu'il nous a été donné d'observer, sans avoir toutefois la consécration de l'autopsie, nous ayant paru s'y rapporter, nous avons trouvé intéressant de rechercher ce qui a été écrit sur la question.

Il en est résulté pour nous cette conviction que ce pincement, appelé encore pincement latéral, hernie partielle, etc., n'est pas une rareté pathologique et devrait avoir une place plus large dans les descriptions classiques.

Sans méconnaître l'importance de la question de doctrine, c'est surtout le côté pratique que nous avons en vue; que le médecin pense à l'existence possible d'un pincement, qu'il le recherche, et qu'il intervienne au lieu de s'abuser sur l'origine du mal et de se laisser aller à une dangereuse temporisation.

Nos recherches pourront peut-être faciliter le travail de ceux qui aborderont le même sujet; nous avons divisé notre étude en deux parties :

Dans la première, nous exposons les faits que nous avons pu recueillir, et nous donnons la plupart du temps l'opinion intégrale des auteurs ; dans la seconde, utilisant les notions précédentes que nous résumons, nous mettons en relief certains points importants et formulons quelques conclusions.

CHAPITRE PREMIER.

Les recherches bibliographiques auxquelles nous nous sommes livré ne nous ont pas permis, pour ce qui concerne notre sujet, de trouver des documents antérieurs à la fin du XVIIe siècle.

Nicolas Lequin, chirurgien herniaire, comme il s'intitule lui-même, dans une « épistre d'introduction » (Traité des hernies ou descentes par Nicolas Lequin) s'exprime ainsi : « Ayant à traiter des hernies, ou descentes, de bandages de fil de fer ou d'acier, et à proposer la manière la plus utile et la plus commode pour les administrer, j'entreprends une matière de laquelle pas un auteur n'a écrit jusqu'à présent. »

Mais il ne fait pas même mention du pincement herniaire.

Nous ne parlerons ici que des auteurs qui se sont occupés de la question, sans citer les nombreux ouvrages où nous n'avons rien trouvé.

Notre but étant non de produire des opinions personnelles, mais d'exposer des faits, pour attirer l'attention sur la matière et favoriser les travaux ultérieurs, nous ne craindrons pas de citer textuellement chaque auteur, pour mieux faire connaître l'état de la question.

Voici une observation de Littre.

« J'ouvris, le 30 juin 1699, le cadavre d'un homme fort charnu, mort subitement à l'âge de 48 ans, avec une hernie à l'aîne gauche qui avait commencé après un effort, cinq ans avant sa mort, et qui était insensiblement descendue jusqu'au fond du scrotum. Parcourant les intestins grêles de ce cadavre les uns après les autres, et étant parvenu vers la fin de l'Iléon, je m'apperçus qu'il était arrêté par une de ses parties dans le sac de la hernie ; j'eus de la peine à l'en retirer quoiqu'il n'y fût retenu par aucune adhérence.

« La circonférence entière du corps de l'intestin ne formait pas cette hernie, comme il arrive ordinairement, mais seulement la partie opposée à celle qui est attachée immédiatement au mésentère. Cette partie d'intestin avait d'abord été engagée dans les anneaux de l'aine, à l'occasion d'un relâchement, que l'effort dont j'ai parlé avait causé au péritoine, par la contraction alternative des muscles du ventre et du diaphragme, par la pente du lien, par le mouvement vermiculaire des intestins, et par la pesanteur de la matière contenue dans la cavité des intestins ; parce-que les parois des anneaux de cet homme fort charnu ayant fortement résisté à leur écartement, avaient refusé l'entrée au reste de la circonférence du corps de l'intestin. »

(1) Mém. de l'Acad. des sciences, 1700, p. 300. Observation sur une nouvelle espèce de hernie.

La partie de l'intestin située au-dessus du diverticulum était plus grosse que celle qui était au-dessous, « et cela par le fréquent obstacle que la matière (qui refluait de l'apendice dans le corps de son intestin) faisait à celle qui descendait du côté de l'estomac, pour se porter vers l'anus. »

Le diverticulum à base inférieure était long de 4 pouces. Il était près de l'anneau large de 1 pouce 4 lignes, et à sa base large de 2 pouces.

L'extrémité supérieure était aplatie latéralement. L'inférieur offrait deux bosselures que Littre attribue au séjour des matières fécales. Les parois de ce diverticulum très-minces manquant de glandes et offrant seulement quelques vaisseaux différaient donc beaucoup de celles de « l'apendice naturelle au cœcum » où les vaisseaux, les glandes, les fibres charnues, l'épaisseur des parois « sont aussi considérables à proportion que dans le corps de l'intestin cœcum dont elle dépend. » Après cette description, Littre ajoute :

« L'extrême différence qui se trouve entre l'appendice naturelle au cœcum, et l'appendice contre nature à l'Iléon, me semble une preuve que la dernière apendice n'a pas été faite avec son intestin dans le temps de la première conformation, mais fort longtemps après. D'ailleurs il n'est pas concevable qu'un gros et long bout d'intestin, beaucoup plus libre et plus flottant dans la vaste capacité du ventre, et moins soutenu que le corps des intestins, puisse s'engager dans une manière de fente, fermée intérieurement par le péritoine, extérieurement par la peau et par d'autres membranes et munies par les côtés de quantité de fibres charnues et tendineuses des muscles obliques et transverses du ventre, » etc.

Dans une deuxième observation, Littre dit avoir vu « une

apendice lisse et unie de figure conique à base tournée du côté de l'intestin... elle était longue de 3 pouces 8 lignes, large de 1 pouce 2 lignes en son commencement et de 10 lignes en sa fin. »

D'après Littre, ces diverticules s'étrangleraient lorsque :

1° La partie supérieure étant étroite, les matières fécales qui sont descendues dans le diverticule ne peuvent plus remonter. Ce qui arrive surtout si elles sont épaisses, abondantes, etc., etc. — Littre fait remarquer que ces matières ont d'autant plus de peine à sortir du diverticule que ses parois, manquant de fibres musculaires, ne sont pas susceptibles de contraction, et que le secours apporté à l'écoulement des matières par la contraction du diaphragme et des muscles abdominaux manque aussi complétement.

2° Lorsque les matières contenues « s'y trouvant trop fermentées, trop âcres, trop grossières, y causent une fluxion, de la tension, de la chaleur, une inflammation, etc., etc.

3° « Lorsque les mêmes accidents arrivent aux anneaux de l'aine.

4° « Lorsqu'il y a dans le voisinage de ces apendices quelque tumeur, au corps étranger, venant à les comprimer. »

5° « Lorsqu'un coup, une chute, un brayer trop dur, trop serré, etc., font à ces apendices une compression, une contusion, une plaie trop considérables. »

Littre divise les signes, qui peuvent faire reconnaître cette espèce de hernie, en signes « qui la font connaître avant l'opération et en ceux qui la font connaître pendant l'opération. »

Les premiers sont :

1° La possibilité des selles.

2° Le manque de hoquet ou du moins sa rareté.

3° Le manque de vomissements ou du moins leur peu de fréquence. En tous cas pas de matières stercorales vomies.

4° Le ballonnement manque.

5° La tumeur de l'aine se forme plus lentement et ne devient jamais si grosse.

6° Le retard dans l'apparition de l'inflammation douloureuse, fièvre et autres accidents qui ont toujours moins de violence.

Les signes qui font connaître cette variété de hernie pendant l'opération sont :

1° Partie seulement de la circonférence d'engagée ;

2° Pas d'anse, mais portion « simple, située perpendiculairement et terminée par un bout très-distinct ; »

3° Elle est toujours formée par l'intestin seul. Jamais d'épiploon.

« Quant au pronostic, ajoute Littre, il est toujours funeste, lorsque cette hernie particulière est accompagnée d'étranglement, surtout si après avoir tenté inutilement les remèdes généraux et particuliers, on n'a recours à l'opération avant que la gangrène ait fait un grand progrès. L'opération est pour l'ordinaire plus facile et moins dangereuse pour cette hernie que dans les communes.

« La manière particulière de faire l'opération dans cette espèce de hernie doit être différente, selon les différents états où se trouve l'apendice d'intestin dans le temps de l'opération. »

D'après Littre, si l'altération du diverticulum est légère, on doit réduire après avoir ouvert le sac et fait les débridements nécessaires. Si l'appendice est gangréné en partie, il faut faire une ligature au-dessus du point gangréné, retrancher la portion mortifiée et replacer le reste du diverticule dans l'intestin avec la ligature. « On tiendra le fil de la ligature qui pend assujetti extérieurement aux environs de la plaie, jusqu'à ce que la partie liée se sépare du reste de l'apendice pour le retirer alors du ventre par le moyen de ce fil. Cette séparation étant faite, le chirurgien doit travailler à guérir la plaie, observant, durant le cours de la maladie, que le malade soit toujours couché les fesses un peu élevées; qu'il prévienne et évite tout ce qui peut ébranler, comprimer et étendre avec violence les parties contenues dans le ventre, par exemple la toux, l'éternuement, le hoquet, le vomissement; qu'il prenne très-peu d'aliments mais fort nourrissants; crainte que par trop de volume ou trop de pesanteur ils ne fassent séparer la portion liée de l'apendice avant que les parois de la partie qui reste soient suffisamment collées et unies entre elles; ce qui causerait infailliblement la mort au malade par l'épanchement des matières dans la capacité du ventre. »

La ligature du diverticulum n'entraîne aucun accident, puisque « le canal du corps propre des intestins, n'étant point intercepté dans aucune de ses parties, il reste encore aux excréments et à la matière de la nourriture un passage libre depuis le pylore jusqu'à l'anus; au lieu que la mort serait certaine si, dans les hernies ordinaires, on liait le corps de l'intestin qui est continu à l'estomac. »

Enfin si le diverticulum est gangréné dans sa totalité, le chirurgien doit faire un anus contre-nature. « Cette dernière opération, dit Littre en terminant son mémoire, est à la vérité suivie d'incommodités très-fâcheuses; mais après tout, la vie, quelque triste et quelque dégoûtante qu'elle soit, n'a rien, à beaucoup près, de si affreux et de si terrible que la mort. »

M. Broca, dans sa thèse d'agrégation sur l'étranglement dans les hernies abdominales (1853), parle aussi de ces hernies de diverticulum.

« Il existe souvent un diverticulum situé à quelque distance de l'extrêmité inférieure de l'iléon, dernier vestige de la communication qui existait dans les premiers temps de la vie embryonnaire entre la vésicule ombilicale et la cavité de l'intestin. Cette disposition, découverte par Ruysn, retrouvée par Littre (1) et par Méry, n'est pas très-rare, et il ne se passe pas d'années sans que les habitués de l'école pratique n'en rencontrent plusieurs exemples... L'orifice de communication avec l'intestin est assez large en général. Des corps étrangers peuvent s'engager dans sa cavité, et lorsqu'en même temps le diverticulum fait hernie, il en résulte des accidents inflammatoires et divers phénomènes qu'il importe d'apprécier.

« Ruysh découvrit cette anomalie en 1698, et bientôt après, dans son *Thesaurus anatomicus*, il en donna une planche gravée accompagnée de quelques remarques....... En 1700, Littre communiqua à l'Académie des sciences deux observations de hernies formées par ces diverticuum, et, l'année suivante, Méry produisit un fait dans lequel une semblable hernie avait donné lieu à des accidents. Depuis lors, les faits se sont multipliés. Citons quelques faits »...

L'observation la plus saillante parmi celles que relate M. Broca est celle-ci :

« Obs. — Garçon, 18 ans. Vomissement, depuis quatre à cinq jours, des matières fécales. Taxis ; on réduit la tumeur. Le malade meurt dans la nuit. (Hôtel-Dieu, service de M. Méry.) — Autopsie. Inflammation des intestins grêles. On trouve, derrière les anneaux des muscles, un diver-

(1) Mais Littre n'admet pas qu'il s'agisse d'un diverticulum dont l'existence aurait précédé celle de la hernie.

ticulum intestinal long de 3 pouces, semblable au pis d'une vache... »

M. Broca pense (le calibre de l'intestin restant intact) que les accidents ne sont pas dus à l'étranglement de l'appendice, mais à son inflammation. C'est là une question intéressante si, comme le croit M. Broca, le diverticulum existe avant la hernie et n'est pas un simple pincement de la paroi. L'inflammation d'un diverticulum de l'iléon, faisant hernie, suffirait donc, bien que dans ce cas le calibre du tube intestinal ne soit en rien diminué, pour provoquer des accidents se rapprochant de ceux du pincement latéral au point de rendre fort difficile le diagnostic des deux affections.

Reneaulme de Lagaranne dit (1) peu de chose au sujet du pincement latéral et fait seulement mention de l'appendice de Ruysh et Littre :

« Quand il n'y a que la partie de l'intestin opposée à celle qui s'attache au mésentère d'engagée, celle-là, d'ordinaire, n'est ni accompagnée ni suivie de pression iliaque, la route restant libre aux matières. Mais aussi l'action des excréments sur cette portion engagée la dilatant peu à peu et l'allongeant, il peut s'y former un appendice qui fait une hernie considérable dont les signes sont si différents des autres hernies qu'ils y paraissent entièrement contraires. M. Littre, qui a fait de si belles opérations et a donné tant d'observations utiles à la médecine et à la chirurgie, a joint à un excellent mémoire sur cette espèce qu'il a découverte, la figure d'un appendice de l'iléum fort particulière. M. Ruysh a parlé d'un appareil à peu près semblable et en a donné aussi des figures. »

(1) Essai sur les hernies dites descentes.

Ruysh (*Thesaurus anatomicus; Septimus*, pag. 7, 1729) émet les propositions suivantes :

« Thesaurus anatomicus, septimus. Frederici Ruyschii, 1729 », page 7.

XV. Hominis portio intestinii Ilei, diverticulo magno præternaturali dilatata et liquori immersa.

Not. 1. Diverticulum, quod cæcum, sacci instar dependet, cujus extremum caput canis repræsentat. (Vid. tab. IV, fig. III.)

2. Ejusmodi diverticula pluries mihi in dissectionibus cadaverum occurrunt, etc.

3. Ejusmodi diverticula, ut plurimum, si non semper, in Ileo occurrunt, et cum Ileo maxima parte Hypogastrium occupet, contigere potest, in Bubonocele, tale diverticulum. Continueri in illo tumore hernioso, nullis sequentibus symptomatibus, quæ Herniam inguinalem concomitantur. »

Mais il s'agit de diverticule préexistant et nullement sous la dépendance d'un pincement latéral

« Dans l'étranglement il y a suppression de matières bilieuses par l'anus, et cette voie est entièrement interceptée aux vents, excepté dans les cas où une partie du calibre de l'intestin est pincée, tandis que l'autre est libre et peut aisser passerles matières et les vents. » C'est tout ce que dit du pincement latéral Georges Arnaud dans son « Traité des hernies » publié en 1749. Il promet bien, il est vrai, de revenir sur cette question, mais nous n'avons pas vu qu'il l'ait fait.

Louis (Mémoire sur la cure des hernies intestinales avec gangrène, année 1757, tome III, page 147, des Mémoires de l'Académie royale de chirurgie) a publié un important travail, dont nous reproduisons les principaux passages et les conclusions :

« L'intestin n'est pas toujours engagé dans l'anneau par une portion assez longue de sa continuité pour y former une anse : souvent il n'est que pincé et il peut l'être dans une surface plus ou moins grande. Nous allons considérer d'abord le cas où il ne l'est que dans une surface peu étendue : c'est celui dont les suites sont moins dangereuses, et qui ne demande du chirurgien que des attentions qui ne sortent point des règles connues ; c'est aussi ce cas qui fournit le plus d'exemples de l'accident de la gangrène, parce que les symptômes de l'étranglement n'y étant pas à beaucoup près si graves, ni si violents que dans la hernie où tout le diamètre de l'intestin est compris, il n'est pas étonnant que les personnes peu délicates, ou celles qu'une fausse honte retient, ne se déterminent pas à demander du secours dans le temps où il serait possible de prévenir cet accident. En effet, lorsque l'intestin est simplement pincé, et qu'il ne l'est que dans une petite surface, les malades ne souffrent que quelques douleurs de colique ; il survient des nausées et des vomissements ; mais pour l'ordinaire le cours des matières n'étant point interrompu, ces symptômes peuvent paraître ne pas mériter une grande attention. La négligence des secours nécessaires donne lieu à l'inflammation de la partie pincée de l'intestin, et elle tombe bientôt en pourriture ; l'inflammation et la gangrène gagnent successivement le sac herniaire et les téguments qui le recouvrent : on voit enfin les matières stercorales se faire jour à travers la peau, qui est gangrénée dans une étendue circonscripte, plus ou moins grande, suivant que les matières qui sont sorties du canal intestinal se sont insinuées plus ou moins dans les cellules graisseuses. Ainsi l'on ne doit pas juger du désordre intérieur, par l'étendue de la pourriture au dehors : quoique ce soient les ravages qu'elle a faits extérieurement qui frappent le plus le vulgaire, ces apparences ne rendent pas le cas fort grave ; et les secours de l'art se réduisent alors à emporter les lambeaux de toutes les parties atteintes de pourriture, sans toucher aux parties saines circonvoisines : on procure ensuite, par l'usage des médicaments convenables, la suppuration qui doit détacher le reste des parties putréfiées ; on s'applique enfin à déterger l'ulcère, et il n'est pas difficile d'en obtenir la parfaite consolidation. »

L'auteur cite trois observations personnelles à l'appui de son dire. Gangrène partielle, ouverture à la peau, guérison.

Il rapporte une observation de même nature de M. Jamieson, chirurgien écossais, tirée des Mémoires de la Société d'Edimbourg.

Plus loin « La liberté du cours des matières stercorales, par la continuité du canal intestinal, pendant que l'intestin est étranglé, est un signe manifeste qu'il ne l'est que dans une portion de son diamètre. Cette circonstance est bien marquée dans les quatre observations dont je viens de donner le détail : mais on ne peut en juger que par la facilité avec laquelle le malade va à la selle. *Cependant ces déjections pourraient être supprimées sans qu'on pût en conclure que tout le diamètre de l'intestin est étranglé. La constipation peut accompagner la hernie où l'intestin n'est que pincé, et même en être l'effet.* Covillard (obs. iatro-chirurgiq., obs. XIX) rapporte une observation à ce propos.

Louis formule ensuite les propositions suivantes, qu'il corrobore par des observations :

« La suppression des selles qui a été un effet de l'étranglement, peut continuer pendant la cure des hernies avec gangrène, sans que les matières cessent de passer en partie par la continuité du canal intestinal : le régime sévère ne fournissant qu'une très-petite quantité de matières excrémenteuses, elles peuvent s'accumuler et séjourner fort longtemps entre l'ouverture de l'intestin et l'anus, sans causer la moindre gêne.

« Si la constipation pendant l'étranglement d'une portion du diamètre de l'intestin ne prouve pas que le cours des matières soit intercepté, le défaut d'évacuation par les selles, dans la suite de la cure, ne pourra point, par la même raison, servir de preuve que toutes les matières passent par la voie que la gangrène a ouverte. La plénitude du canal depuis l'estomac jusqu'à l'ouverture de l'intestin, un régime peu exact, une disposition bilieuse, peuvent déterminer une assez grande quantité de matières pour imposer au chirurgien ; et dès que la liberté du ventre se rétablira, il pourra croire qu'alors seulement, le partage des matières s'est fait entre la voie naturelle et la voie accidentelle.

« La longueur de la cure peut venir des désordres que la pourriture a fait extérieurement et de ce que l'intestin aura été pincé dans une portion plus considérable de son diamètre. »

Fabrice de Hilden, cité par Louis, appelé en 1598 pour une gangrène de l'aine, dans une lettre à Abel Roscius, médecin à Lausanne, dit expressément qu'il croit que l'intestin s'est engagé dans l'anneau sans y faire aucun repli, c'est-à-dire qu'il y était simplement pincé. Cela est d'autant plus probable, ajoute Louis, que les accidents sont survenus après la réduction apparente de la hernie.

« Il paraît démontré que dans les hernies avec gangrène, où l'intestin est simplement pincé dans une portion peu étendue de son diamètre, les secours de la chirurgie, quoique très-utiles, n'exigent que des procédés familiers, et qui ne sortent pas des règles les plus aisées à mettre en pratique. Le défaut absolu de secours n'est pas même mortel, et je suis persuadé que les ressources de la nature, abandonnée à elle-même, sont plus sûres dans cette circonstance que les secours de la chirurgie opératoire qui seraient mal dirigés.

« On met obstacle aux heureuses dispositions de la nature et l'on s'abuse, lorsqu'on croit remplir un précepte de chirurgie, en dilatant l'anneau dans les cas où l'intestin gangréné a contracté des adhérences. La dilatation n'est recommandée en général dans l'opération de la hernie que pour faciliter la réduction des parties étranglées. Dans la hernie avec pourriture et adhérence, il n'y a point de réduction à faire, et il n'y a plus d'étranglement : la crevasse de l'intestin a ôté la disproportion qu'il y avait entre le diamètre de l'anneau et le volume que les parties avaient acquises; et la liberté de l'excrétion des matières fécales que la pourriture a procurée fait cesser tous les accidents qui dépendaient de l'étranglement.

« Le vomissement des matières stercorales, n'est point un signe que tout le diamètre de l'intestin soit étranglé (obs. par M. Gelibert, chirurgien à Alzonne, en Languedoc). »

Louis insiste sur la nécessité des lavements pour déterminer les matières à suivre la continuité du canal. « L'amas des matières entre la plaie et le fondement forme une résistance qui peut déterminer la totalité de celles qui parcourent la partie supérieure du canal à passer par la plaie. » Suivent trois observations. Abordant le cas où l'intestin est pincé dans la plus grande portion ou dans la totalité de son diamètre, Louis s'exprime ainsi ;

« On sent bien que dans les cas où tout le diamètre de l'intestin est pincé, les symptômes primitifs doivent être les mêmes que dans la hernie produite par une portion plus longue et qui formerait une anse. Dans l'une et dans l'autre, le passage des matières stercorales étant absolument interrompu, les malades les vomissent peu après que l'étranglement est formé ; mais les suites de l'étranglement ne sont pas les mêmes dans les deux cas ; la gangrène qui y survient produit des effets fort différents.

« Lorsque l'intestin n'est que pincé, quand tout son diamètre serait étranglé, la gangrène est circonscrite, ses progrès se font vers les téguments ; et les accidents cessent dès que les excréments se font jour à travers la pourriture. L'étranglement, dans ces cas, trace les bornes de la gangrène ; parce que la portion pincée ne reçoit que les dernières divisions des vaisseaux mésentériques ; aussi voit-ont des malades porter cette espèce d'étranglement pendant huit ou dix jours.

« L'inflammation, qui se fait lentement à la circonférence de la partie qui tombe en gangrène, produit des adhérences qui unissent cette circonférence à celle de l'anneau.

« Les accidents sont bien plus rapides dans la hernie formée par une anse d'intestin. L'inflammation gagne promptement la continuité du canal intestinal au-dessus et au-dessous de la partie étranglée.

« Lorsque l'intestin forme une anse libre dans l'anneau et qu'il est attaqué de gangrène, sans apparence qu'il puisse se revivifier par la chaleur naturelle, après sa réduction dans le ventre, il serait très-dangereux de l'y replacer, etc.

Richter (Traité des hernies, an VII de la République) (1) consacre une étude spéciale aux petites hernies et à celles qui sont formées par un appendice des intestins.

« On nomme *petites hernies*, *pincements d'intestin*, *hernies latérales*, *hernies incomplètes*, entérocèles *partielles*, celles où il n'y a qu'une portion de la circonférence de l'intestin pincée dans l'anneau ou dans une autre fente quelconque des muscles du bas-ventre. Comme on ne remarque dans ce cas aucune tumeur à l'extérieur, on méconnaît souvent ces hernies ; on attribue les accidents qu'elles produisent à d'autres causes: et cette erreur peut avoir des suites fâcheuses pour la santé du malade, et même mortelles. Il est par conséquent de la plus grande importance, dans toutes les maladies du canal intestinal, d'examiner avant toutes choses, si la cause des accidents n'est pas due à une hernie cachée. »

Richter dit que ces petites hernies se forment principalement dans trois endroits : dans la région épigastrique, entre l'ombilic et le cartilage xiphoïde, à l'anneau et à l'arcade crurale.

Il ajoute cependant qu'il n'y a aucun point de la circonférence du bas-ventre où elles ne puissent avoir lieu.

Il propose de donner le nom de hernies épigastriques aux premières qu'on appelait improprement hernies de l'esto-

(1) Traduit de l'allemand avec additions, par Rougemont.

mac, à cause de leur siége, et non parce que l'estomac était contenu dans la tumeur herniaire. « Elles se manifestent ordinairement dans la ligne blanche et plus près du cartilage xiphoïde que de l'ombilic. Les fibres aponévrotiques de la ligne blanche s'écartent dans un point, forment une fente allongée, dans laquelle une portion d'intestin s'insinue. On observe aussi quelquefois de semblables hernies dans la portion de la ligne blanche placée entre l'ombilic et le pubis, surtout dans les femmes qui ont fait souvent des enfants; mais on ne les nomme point alors hernies de l'estomac. Elles appartiennent aux hernies ventrales.

Richter rapporte « qu'un maître à danser ordonne à un jeune homme d'écarter les épaules, et de jeter les bras en arrière pour bien présenter la poitrine, l'écolier le fit avec tant d'activité qu'il sentit un craquement et un déchirement subit dans l'enfoncement qui est à la région épigastrique et qu'on appelle vulgairement le creux de l'estomac, et en examinant bien la partie on y découvrit une hernie. (Garengeot, in-8, t. 111, p. 342.). Tout effort violent, tout choc, tout ce qui effectue une distension exagérée de la région, peut occasionner une fente dans la ligne blanche et par conséquent une hernie épigastrique.

« La hernie épigastrique occasionne, même lorsqu'elle n'est pas étranglée, toutes sortes d'accidents, que l'on attribue souvent à d'autres causes, et qu'on ne peut guérir que lorsqu'on a découvert la véritable. L'erreur est alors d'autant plus facile, que la hernie forme rarement une tumeur sensible à l'extérieur, et même lorsqu'elle proémine beaucoup, elle ne produit ordinairement qu'un petit tubercule de la grosseur et de la forme d'une olive, et rarement une tumeur plus volumineuse.

« Comme la hernie a lieu dans un endroit, où il n'a point

coutume d'en paraître, elle ne fixe souvent même pas l'attention bien qu'elle occasionne une tumeur sensible. Il n'y a que l'opiniâtreté inexplicable des accidents, et l'observation exacte de la règle générale de rechercher soigneusement dans toutes les maladies de l'estomac et du canal intestinal, si une petite hernie cachée n'en est pas la cause qui puisse guider le chirurgien dans son diagnostic. »

Richter et Pipelet signalent comme symptômes des douleurs et des tiraillements d'estomac, qu'augmentent encore les moindres efforts et la station debout : une sensibilité spéciale de la région; des digestions pénibles, des hoquets, des nausées, des vomissements. Quelquefois il y a constipation, anxiété et affaiblissement général tel que le malade succombe.

« On a de fortes raisons pour soupçonner l'existence de cette hernie, lorsque le malade n'éprouve les accidents sus-mentionnés qu'après le repas; lorsqu'il ressent toutes les fois qu'il tousse ou éternue, ou se mouche, un malaise dans cet endroit, et lorsqu'il se trouve mieux ou tout à fait bien dès qu'il est couché sur le dos. Lorsque la hernie existe, on trouve ou une petite tumeur, ordinairement de la grosseur d'une olive et que l'on peut faire rentrer, ou seulement une fente, dans lequelle on peut mettre le bout du doigt, et on sent toutes les fois que l'on fait tousser le malade que quelque chose heurte contre le doigt. »

« Il n'est pas impossible que de semblables hernies s'étranglent, quoique je ne sache point qu'on l'ait encore observé. »

Cependant Jœladon, cité par le traducteur de Richter, a publié une observation sur un léger étranglement de l'estomac, qu'il ne parvint à réduire qu'au bout de dix-huit jours.

Une autre observation du même auteur a trait au pincement herniaire d'une partie notable de l'estomac, pour laquelle il dut faire un débridement et une destruction des adhérences.

« Il n'y a aucun point, dit plus loin Richter, de la circonférence du bas-ventre, où les hernies ont coutume de paraître, dans lequel il ne puisse se former une hernie incomplète, accompagnée de divers accidents, qui doivent tous être attribués à l'irritation que souffre la portion pincée.

« Ces petites hernies s'étranglent quelquefois, surtout dans l'anneau et sous l'arcade crurale dans le moment où elles se forment. On méconnaît souvent cet étranglement, on en attribue les symptômes à une colique inflammatoire, ou à un miséréré de cause interne. On ne découvre souvent la vraie cause qu'après la mort, ou lorsqu'il se forme une fistule stercorale. L'étranglement d'une hernie inguinale ou crurale incomplète est ordinairement beaucoup plus aigu et plus violent que celui de la hernie épigastrique."

« Comme il n'y a qu'une portion de la circonférence de l'intestin de pincée, on pourrait croire que la constipation n'a pas lieu et dans le fait, Littre, Mémoires de l'Académie des sciences, 1741, p. 200, et Garangeot, opérations, t. I, p. 365, ont observé des étranglements violents de hernies incomplètes où le ventre est resté toujours libre. Malgré cela on se tromperait si on croyait que cela a toujours lieu, car souvent la constipation est aussi opiniâtre dans l'étranglement de la hernie incomplète que dans celui des hernies complètes.

Et le traducteur ajoute : Il est de la dernière importance dans toutes les coliques de s'informer exactement s'il n'y a point un semblable pincement. Il n'y a presque pas un praticien qui n'ait observé combien l'erreur est funeste dans ce cas. — Ledran, observ., t. II, p. 37; Morgagni,

Epist. XLIII; Bell, Système complet, t. Ier; Nuck et Verheyen, Anatom. corporis human., t. I, p. 51, ont vu des pincements de l'iléum dans l'arcade crurale être suivis d'accidents très-graves, de la constipation et enfin de la mort, sans qu'on ait pu observer à l'extérieur le moindre vestige d'une hernie, et sans que les malades se fussent plaints de la moindre incommodité à l'endroit de la hernie, que l'on découvrit seulement après la mort.

Adolphe Murray, resp. Lunddahl, « Animadvers, in hernias incompletas casu singulari illustratas, Upsal, 1788, » publie une observation avec autopsie d'un cas de pincement herniaire d'une portion de la circonférence de l'iléum avec cette particularité *qu'une petite tumeur graisseuse, très-compacte et adhérente au sac herniaire, était placée sur la hernie et la recouvrait.*

Pour expliquer la constipation, Foujols dit qu'elle n'a lieu que lorsque l'inflammation occupe toute la portion d'intestin correspondante à celle qui est pincée.

Dehaen pense que l'irritation que souffre la portion pincée, en se propageant dans tout le calibre de l'intestin, y excite à cet endroit une contraction spasmodique violente, qui intercepte le cours des matières. C'est le rétrécissement dynamique de M. Verneuil. Rougemont, tout en admettant la valeur de l'une et de l'autre explication suivant les cas, fait remarquer « que les exemples d'étranglement sans constipation ont eu surtout lieu quand le colon était pincé, et que la constipation accompagnera surtout le pincement d'un intestin grêle, comme la plupart des observations le prouvent.

« L'étranglement de ces petites hernies cause quelquefois la mort par l'inflammation et la gangrène qui en sont la suite; on trouve ordinairement dans ce cas une grande partie de l'intestin, dont un côté est pincé, très-enflammée, gangrénée ; et les accidents sont très-violents. D'autres fois l'effet de la pression semble se borner sur la portion pincée, qui est seule attaquée de gangrène, et il se forme alors une fistule stercorale. *Les accidents de l'étranglement sont dans ce cas souvent si légers* et de si peu de conséquence, que l'on prend la maladie pour une simple colique, et qu'on est fort étonné de voir survenir une fistule stercorale. »

Richter, et surtout son traducteur Rougemont, conseillent d'opérer vite, « vu l'acuité ordinaire des accidents. » Je n'ignore pas, dit ce dernier, que Ledran n'opéra une fois que le septième jour de l'étranglement, et dans un autre cas, le seizième et que les malades furent sauvés, mais ces faits ne doivent servir qu'à nous engager à tenter toujours l'opération, lorsque nous sommes appelés trop tard, ou lorsqu'on a méconnu la maladie dans le commencement; mais non à nous la faire différer dès que nous voyons que les moyens plus doux sont sans effets et que les accidents augmentent.

Richter croit que le plus souvent il sera difficile et inutile d'ouvrir le sac; difficile, parce que la hernie étant seulement dans l'anneau et présentant une petite surface très-tendue, l'ouverture du sac pourrait entraîner la lésion de l'intestin. Il ajoute que l'incision de l'anneau ne sera souvent pas nécessaire et que « vraisemblablement les procédés avec lesquels on peut le dilater, sans avoir recours à l'incision, seront le plus souvent suffisants. »

Rougemont joint une note où il dit qu'on doit ouvrir le sac si on soupçonne la moindre altération à l'intestin.

Quant à nous, nous pensons qu'on doit l'ouvrir toujours, qu'il importe de connaître l'état de l'intestin, puisque, comme on l'a vu, les lésions ne sont souvent pas en rapport avec les symptômes apparents et qu'en procédant avec précaution on évitera toujours la lésion de l'intestin.

Richter consacre un chapitre aux hernies formées par un appendice des intestins.

« Lorsque le côté pincé d'un intestin reste longtemps dans l'anneau ou dans une autre fente quelconque de la circonférence du bas-ventre, il peut être peu à peu distendu par les vents et les excréments, et être changé en un sac long ou une espèce de bourse. C'est ainsi qu'on explique la formation des appendices des intestins, que l'on observe quelquefois à l'ouverture des cadavres, et qu'on a rencontrés assez souvent dans une hernie. — Ces appendices peuvent bien, dans quelques cas, être un vice de la première conformation ; au moins, Sandifort en a trouvé une dans un enfant mort pendant l'accouchement ou peu après. Elles peuvent encore se former après la naissance dans diverses occasions. Il importe peu au chirurgien praticien de savoir quelle est l'origine d'un semblable appendice qu'il rencontre dans une hernie ; le traitement de la hernie est le même, soit que l'appendice soit tombé par hasard dans la hernie ou qu'il s'y soit formé. Cependant il pourra souvent dans chaque cas particulier être en état de juger si l'appendice était dès le commencement dans la hernie, ou s'il ne s'y est formé que peu à peu, en s'informant exactement de tous les phénomènes et de tous les changements que le malade a observés dans sa hernie depuis sa première apparition (1).

(1) Elles sont dues à un vice de la première conformation, lorsqu'elles ont la même structure que le reste de l'intestin ; et elles paraissent être le produit d'une cause accidentelle, lorsqu'elles sont fort minces et qu'on n'y découvre pas les mêmes tuniques, etc., qu'à l'intestin, et dans ce dernier cas on peut en concevoir l'origine par la distension successive qu'éprouve la portion d'intestin pincée dans un point de la circonférence du bas-ventre, comme Littre l'a dit, pour expliquer cette espèce particulière de hernie ; ou lorsqu'il n'y a point de hernie, il faut admettre, avec Haller, que la tunique charnue des intes-

Ces appendices peuvent s'étrangler par accumulation des matières dans leur cavité ou par un autre processus.

On prétend que, dans cet étranglement, le ventre est libre, que l'inflammation, la douleur, la fièvre, le hoquet et le vomissement sont peu considérables, et que le ventre n'est ni gonflé, ni douloureux, ni tendu. Mais cette différence dans les symptômes ordinaires de l'étranglement ne met point le chirurgien en état de prédire avec sûreté que la hernie est formée par un appendice; et, d'ailleurs, les symptômes ne sont pas à beaucoup près toujours aussi légers. On a vu les symptômes les plus violents accompagner l'incarcération d'un appendice; et Wedekind a l'observation d'une semblable hernie étranglée qui causa la mort.

Au point de vue du traitement, Richter s'exprime ainsi : « La différence des circonstances peut, dans chaque cas particulier, déterminer la résolution du chirurgien. Si l'appendice est formé de membranes très-minces et faibles ou si ses membranes sont dures, calleuses, ou son ouverture très-petite, on a tout lieu de craindre qu'il s'y forme par la suite une accumulation d'excréments, et il pourrait bien être très-prudent de la couper. — Si l'appendice, au contraire, a la même structure que l'intestin, si ses tuniques sont saines, fortes, pourvues de fibres charnues, si son ouverture et le reste de sa cavité sont larges, on a peut-être moins à craindre par la suite d'une accumulation d'excréments, et on peut en hasarder la réduction.

« Il paraît en général qu'on a moins à craindre de la rescision de l'appendice que de sa réduction. L'inflammation, qui suivra cette petite opération, sera difficilement de

tins était affaiblie dans un point, ce point moins résistant pourra être peu à peu distendu sous la forme d'une poche par les vents et les matières qui y passeront et y séjourneront (Rougemont).

conséquence. Mais l'ouverture qui en résulte se fermera-t-elle toujours, et n'a-t-on point à craindre la formation d'une fistule stercorale? Littre a proposé de lier l'appen dice avant de le couper, afin de fermer son ouverture. Mais si on serre le fil de manière à ce qu'il se sépare de lui-même, on pourrait exciter une violente inflammation d'intestin ; c'est pourquoi il paraît que la meilleure méthode, dans ce cas, est de serrer le fil légèrement de manière à exciter une inflammation médiocre, qui effectuera l'oblitération de l'entrée de la poche. Il faudrait ne faire qu'une rosette au fil afin de pouvoir l'ôter à temps. »

Rougemont conseille de tâcher de tirer la portion d'intestin d'où naît la poche au dehors, « parce qu'il y a quelquefois un rétrécissement au-dessous de cet endroit qui amènerait la mort, quelque conduite que tînt le chirurgien, si on ne le couvrait pas. »

Si l'appendice était gangréné, on se comporterait d'après les règles établies pour le traitement des hernies.

M. Roux, professeur d'anatomie et de chirurgie à l'hôpital Beaujon en 1809, n'insiste pas sur les cas de pincement latéral dans ses Mélanges de chirurgie : « La hernie intestinale, dit-il seulement, consiste quelquefois en un simple pincement des parois de l'intestin, mais plus souvent en l'issue d'une anse plus ou moins considérable. »

Scarpa admet bien le pincement de l'intestin, comme on peut s'en convaincre (planche IX) dans son Atlas, mais il n'en traite pas à part, et nous n'avons trouvé que ces quelques lignes sur la matière (Traité pratique des hernies, Scarpa, 1812, traduit de l'italien par Cayol) : « On n'a pas à redouter des suites aussi fâcheuses (il parlait plus haut de la gangrène d'une anse intestinale entière) lorsque la gangrène n'a détruit qu'une petite partie de la circonférence de l'intestin, dont la chute ne déterminera pas une division complète, mais une simple crevasse de ce canal. Lorsque ce cas arrive dans l'exomphale ou dans les autres hernies de la ligne blanche, on peut espérer la guérison complète de la fistule stercoraire. En effet, les bords de l'ouverture de l'intestin contractant bientôt des adhérences avec l'orifice interne de la plaie des parois abdominales, les matières fécales sortent pendant un certain temps par cette voie; mais il y en a toujours une partie qui suit la paroi saine de l'intestin et sort par les voies naturelles. Dans la suite, à mesure que la plaie se resserre, les matières fécales dilatent de plus en plus l'intestin dans l'endroit correspondant à la crevasse, et les selles deviennent plus abondantes. Enfin, elles se rétablissent complétement, et l'ulcère se cicatrise. »

Scarpa désigne sous le nom d'entonnoir membraneux (imbuto membranoso) un prolongement du péritoine qui enveloppe les deux orifices de l'intestin divisé par la gangrène, et qui fait en quelque sorte fonction d'entonnoir, puisqu'il transmet les matières fécales de l'un de ces intestins dans l'autre. (Note du traducteur.)

Lawrence, *Traité des hernies*, traduit de l'anglais par P.-A. Béclard et J.-G. Cloquet (1818), entre dans les développements suivants; « L'obstacle au passage des matières contenues dans l'intestin peut n'être pas aussi marqué quand une partie seulement du diamètre de l'intestin est étranglée; cependant il existe souvent à un aussi haut degré dans ce cas que lorsqu'une anse complète d'intestin est incarcérée (1) : cela arrive même dans une simple épi-

(1) Morgagni. De causis et sedibus., epist. 34, art. 15, rapporte un cas dans lequel une partie seulement du diamètre était pincée, où les selles ne furent point supprimées; pourtant l'issue en fut fatale. — Id. Epist, 44, art. 18. Un malade de Morgagni mourut le 6e jour après

plocèle où il n'y a point d'intestin déplacé. Ainsi ce phénomène doit être plutôt rapporté à l'affection inflammatoire des intestins qui existe dans cette maladie qu'à l'obstruction mécanique du canal, et doit être considéré comme analogue à la constipation, qui est le symptôme dominant de l'ileus, quand il est produit par d'autres causes. »

Une hernie volumineuse et ancienne, qui, au premier coup d'œil, semble très-formidable, est réellement moins dangereuse qu'une hernie petite et récente ; et il est plus difficile de faire la réduction d'une hernie du dernier, que du premier genre.

« Je pense, dit (M. Hey, Pratical observ., pag. 203 cités parLawrence),que ce n'est point établir une mauvaise règle générale, que *plus la hernie est petite, moins il y a d'espérance de la réduire par le taxis*. Des efforts longtemps continués pour réduire l'intestin déplacé réussissent plus certainement dans les hernies anciennes et volumineuses, quand il ne s'est point fait d'adhérence.

« Une hernie ancienne ne s'étrangle pas promptement, et, quand elle arrive à cet état, le danger n'est pas imminent ; la distension de l'ouverture, avant l'incarcération, a tellement dilaté et affaibli les parties, qu'elles ne peuvent plus produire une forte constriction. Dans une hernie petite et récente, les dimensions de l'ouverture ne sont point changées, et ses côtés sont résistants : l'étranglement arrive aisément, et le degré de la constriction est toujours considérable.

« Le danger est plus grand quand une hernie s'étrangle au moment de sa formation. Les hernies qui viennent

une constipation qui dura tout ce temps : le diamètre entier de l'intestin n'était pas obstrué, la partie déplacée était simplement un diverticulum. Le même auteur cite un semblable cas d'après Benevoli.

spontanément, et qui paraissent dépendre purement d'une faiblesse prédisposante s'étranglent rarement : l'étranglement, dans de semblables cas, n'est jamais fort, et les symptômes ne sont pas violents, parce que les parties intéressées sont faibles et relâchées.

« Une entérocèle est beaucoup plus dangereuse pour le malade qu'une hernie épiploïque ; car les intestins sont plus sensibles, et l'exercice régulier de leurs fonctions est plus essentiel à l'entretien de la vie.

« *L'incarcération d'une petite portion d'intestin est la plus dangereuse*, parce que l'ouverture est étroite et presse exactement, et que l'effet entier de la pression est supporté par l'intestin tout seul ; en conséquence l'inflammation apparaît promptement. Quand la quantité de l'intestin est plus grande, l'anneau doit être plus ouvert, et il y a une portion du mésentère pour partager la pression. L'épiploon protége aussi plus ou moins l'intestin dans une entéro-épiplocèle. Une épiplocèle incarcérée est moins dangereuse, et même elle est rarement fatale. La sensibilité de l'épiploon n'est pas très-grande dans l'état naturel ; il peut supporter une grande pression sans inconvénient ; et quand il est enflammé il ne produit point ordinairement des symptômes très-alarmants.

« Quand l'étranglement comprend seulement une partie du diamètre du canal, les fèces ont été évacuées en partie à travers l'ouverture produite par la gangrène ; cette quantité a diminué graduellement à mesure que la plaie s'est guérie, et le malade s'est rétabli complétement (1).

« Quand un intestin a fait ainsi hernie par une partie de son diamètre, les portions supérieure et inférieure du ca-

(1) Louis. Mém. de l'Acad. de chir., t. III. London Medical Journal, vol. X, p. 72.

nal s'unissent à l'anneau sous un angle plus ou moins aigu.

« Si l'on ouvre le canal, on observe un éperon saillant à l'intérieur, dans l'endroit correspondant au mésentère ; *c'est ce qui met obstacle au passage des matières intestinales du bout supérieur dans le bout inférieur du canal.* (Voir Scarpa, Atlas, pl. IX, fig. 2 et 3.) Scarpa a imité ces déplacements sur le cadavre, et a trouvé qu'en interceptant les deux tiers du diamètre, l'eau injectée dans la portion supérieure passait avec beaucoup de difficulté ou point du tout dans l'inférieure, l'angle étant très-aigu vers le mésentère, et l'éperon saillant dans l'intestin s'opposant à la communication des deux portions ; et que quand il en étranglait un tiers seulement, l'angle était dans différents cas plus ou moins aigu et opposait plus ou moins de résistance au passage des fluides à travers lapartie étranglée.

« Dans une hernie de ce genre, l'inflammation adhésive unit le péritoine, qui forme le col du sac, à la partie saine de l'intestin ; et les deux bouts de celui-ci, après la séparation de la partie mortifiée, s'ouvrent dans une cavité membraneuse, formée en avant par une portion ou sac péritonéal, et qui réunit alors les extrémités du canal. Si l'angle saillant n'est pas trop considérable, les matières intestinales peuvent entrer de la partie supérieure du canal dans cette cavité membraneuse, et passer de là dans la partie inférieure. La contraction graduelle de la plaie ferme la cavité membraneuse à l'extérieur et, de cette manière, la continuité du canal est rétablie. Les deux bouts cependant ne sont pas joints de manière à former un canal cylindrique continu, comme celui de l'intestin naturel ; mais ils sont unis sous un angle plus ou moins aigu, et les matières qui passent de l'un dans l'autre décrivent un demi-cercle dans la cavité membraneuse nouvellement formée, qui complète le canal.

« Si la gangrène a seulement attaqué un ou plusieurs petits points, l'issue de la maladie peut être favorable. L'intestin réduit contracte des adhérences avec les parties environnantes, et les points mortifiés peuvent se détacher à l'intérieur, de manière que les matières contenues dans l'intestin ne se montrent point dans la plaie.

« Dans des cas où la hernie contenait le cæcum et son appendice, la gangrène de ces parties n'a que peu dérangé le cours naturel des fèces, et les malades se sont promptement rétablis. Dans ce cas, de même que lorsqu'il y a une petite ouverture, les surfaces péritonéales contiguës de l'intestin et du sac contractent des adhérences. »

(Boyer, Traité des maladies chirurgicales (1822), page 5.)

« Quelle que soit la portion du conduit intestinal qui forme hernie, quelquefois il n'y a qu'une partie du diamètre de l'intestin engagée dans l'ouverture herniaire, d'autres fois, la totalité de ce diamètre a traversé cette ouverture, et l'intestin forme une anse plus ou moins considérable. On a vu des hernies intestinales dans lesquelles aucune portion du diamètre de l'intestin n'était comprise ; elles étaient formées par un de ces prolongements en doigt de gant, qui naissent quelquefois du jéjunum ou de l'iléon, et que l'on nomme appendices digitales. »

Plus loin (page 148 et suivantes), à propos de la gangrène :

« Lorsque l'intestin est seulement pincé, il peut l'être dans une surface plus ou moins grande. S'il n'est pincé que dans un petit point de sa largeur, le malade ne souffre que quelques douleurs de colique ; il survient des nausées, des vomissements ; mais, pour l'ordinaire, le cours des matières n'est point interrompu, ces symptômes peuvent paraître ne pas mériter une grande attention. La portion d'intestin pincé e s'enflamme, et elle tombe bientôt en pourriture, si le malade n'est pas secouru à temps et convenablement.

« L'inflammation et la gangrène gagnent successivement le sac herniaire et les téguments qui le recouvrent : on voit enfin les matières stercorales se faire jour à travers la peau dans une étendue proportionnée à l'invasion des matières dans le tissu cellulaire. Ainsi, on se formerait une fausse idée de la maladie si on jugeait du désordre intérieur par l'étendue de la gangrène au dehors. Du côté du ventre, le mal est limité par l'adhérence de l'intestin avec le col du sac herniaire, tandis qu'à l'extérieur, il n'a d'autres bornes que celles de l'infiltration des matières fécales et putrides dans le tissu cellulaire, et cette infiltration peut être fort étendue. Ce cas, très-grave en apparence, se termine presque toujours d'une manière heureuse. La suppuration sépare les parties gangrénées, la plaie se déterge et se couvre de bourgeons charnus ; les matières fécales, qui sortaient d'abord presque entièrement par la crevasse de l'intestin, reprennent bientôt leur cours naturel, et le malade en rend plus ou moins par l'anus. A mesure que la plaie se consolide, les matières fécales y passent en moins grande quantité, et il en sort davantage par l'anus ; enfin la plaie se ferme entièrement, tout rentre dans l'ordre naturel.

« Lorsque l'intestin est pincé dans la plus grande partie ou dans la totalité de son diamètre, les symptômes primitifs sont les mêmes que dans la hernie produite par une portion plus longue et qui forme une anse. Dans l'un et dans l'autre cas, le passage des matières stercorales étant absolument interrompu, les malades les vomissent peu après que l'étranglement est formé. Cependant lorsque l'intestin n'est que pincé, tout son diamètre, fût-il même étranglé, la gangrène est circonscrite par les adhérences que l'intestin contracte ordinairement avec le col du sac herniaire; ses progrès se font vers les téguments et les accidents cessent dès que les matières stercorales se sont fait jour à travers la pourriture. Dans ce cas, comme dans celui où la portion d'intestin est très-petite, la suppuration sépare les parties mortes d'avec les parties vives, et la plaie se couvre de bourgeons charnus; mais les matières fécales en sortent en plus grande quantité, et leur cours naturel se rétablit beaucoup plus lentement et plus difficilement; quelquefois même il reste un anus contre nature, ou au moins une fistule qui se ferme et se rouvre alternativement et par laquelle il sort une quantité plus ou moins grande d'excréments liquides. Une circonstance qui a lieu quelquefois dans le cas dont il s'agit, et qu'on n'observe point dans celui où l'intestin n'a été pincé que dans une très-petite portion de son diamètre, c'est qu'après la guérison, le malade est exposé à des coliques qui sont causées par la difficulté que les matières stercorales éprouvent à passer par l'endroit du conduit intestinal qui a subi une perte de substance. Lorsque l'intestin forme une anse plus ou moins longue, les accidents sont bien plus rapides que dans le cas précédent. L'inflammation de la portion d'intestin étranglée arrive promptement à un très-haut degré; elle gagne la continuité du canal intestinal au-dessus de la partie étranglée; et si l'opération nécessaire pour faire cesser l'étranglement n'est pas pratiquée promptement, la gangrène s'empare, non-seulement de la portion d'intestin qui forme la tumeur, mais aussi du reste du conduit intestinal dans une étendue plus ou moins grande, et les malades périssent en fort peu de jours, quoique souvent les téguments de la tumeur n'aient éprouvé aucune altération. Quelquefois cependant la gangrène se borne à la portion d'intestin étranglée, et le malade peut survivre à cet accident, s'il est secouru convenablement. »

A propos du traitement (page 155) :

« Lorsque l'intestin n'a été que pincé dans une partie plus ou moins grande de son diamètre, il a presque toujours contracté des adhérences avec le col du sac herniaire, et les progrès de la gangrène se font ordinairement à l'extérieur. Les premiers secours de l'art consistent alors à ouvrir la tumeur, à emporter les lambeaux de toutes les parties atteintes de gangrène, sans toucher aux parties saines circonvoisines et à ouvrir l'intestin si la pourriture ne l'a pas encore entamé, ou que l'ouverture qu'elle y a faite ne soit pas assez grande pour permettre un libre écoulement aux matières qu'il contient. On ne doit point inciser le bord de l'ouverture herniaire, à moins qu'elle ne soit évidemment trop petite pour permettre aux matières stercorales de sortir librement. Hors ce cas, qui doit être extrêmement rare, l'incision de cette ouverture ne serait pas seulement inutile, puisque la pourriture a rendu libre l'excrétion des matières fécales et fait cesser tous les accidents de l'étranglement ; elle pourrait encore avoir le grave inconvénient de détruire un point d'adhérence essentiel, et de donner lieu à l'épanchement des matières dans le ventre, ou au moins de diminuer la résistance que la plaie oppose à leur écoulement, et de rendre plus difficile le rétablissement de leur passage par la voie naturelle. »

(Page 157) : « La liberté du cours des matières stercocales par la continuité ou canal intestinal, pendant que l'intestin est étranglé, a été regardée comme un signe manifeste qu'il ne l'est que dans une portion de son diamètre, mais les déjections peuvent être supprimées sans qu'on puisse en conclure que tout le diamètre de l'intestin est étranglé. En effet, des observations authentiques prouvent que la constipation peut accompagner la hernie où l'intestin n'est que pincé et même en être l'effet. Le vomissement des matières fécales, qui a été regardé comme un signe caractéristique de l'étranglement de tout le diamètre de l'intestin dans une hernie, ne doit pas passer pour un signe plus décisif, puisqu'on l'a observé chez des malades dont l'intestin n'était que pincé. Ce n'est donc qu'en observant attentivement la marche de la maladie, et les effets des secours de l'art, que l'on peut juger si l'intestin a été seulement pincé ou s'il a été étranglé dans tout son diamètre, et, par conséquent, s'il convient de favoriser la cicatrisation complète de la plaie, ou d'établir un anus contre nature. »

Jobert (de Lamballe), dans son Traité des maladies du canal intestinal (1829), consacre quelques lignes au pincement latéral : « ..... Les hernies volumineuses, dit-il, sont plus rarement atteintes de gangrène que les petites. L'explication plausible se trouve dans les raisons suivantes : Quand la hernie est volumineuse, la constriction s'exerce sur plus de surface, l'anéantissement de la vie doit être moins prompt que dans les petites, où l'action mécanique se borne à moins de parties, et les serre aussi avec plus de vigueur ; de là la fréquence de gangrène dans ces dernières. Si l'intestin est pincé dans une petite partie de son étendue, la *moitié au moins de son calibre*, ce qui arrive ordinairement dans les hernies récentes, la constriction alors est violente et l'intestin est promptement frappé de gangrène. » Et plus loin, dans un chapitre traitant des fistules stercorales :

« Une petite portion d'intestin pincé peut être gangrénée, et un épanchement circonscrit avoir lieu dans le tissu cellulaire, sans causer néanmoins d'accidents tels que l'inflammation et la douleur : c'est cette fistule stercorale incomplète que Richter a désignée sous le nom de *fistule occulte*. Voici ce que Richter en dit : « Un soldat avait, depuis onze ans, une tumeur au scrotum qui s'étendait depuis l'anneau jusqu'à la base du scrotum. La tumeur molle, pâteuse et égale, s'était manifestée pendant un effort. Elle avait été douloureuse dans le commencement, mais lors de l'examen de M. Bourrienne, le malade n'y éprouvait pas la moindre douleur ; elle avait été petite au commencement et s'était accrue ensuite peu à peu, au point d'avoir le volume de deux poings ; on l'ouvrit, quoiqu'on fût incertain de sa nature et de son origine. Après avoir incisé la peau on ne trouva que des excréments rendurcis, desséchés dans le tissu cellulaire du scrotum. Il y avait dans l'anneau *un petit repli d'intestin* qui était percé et avait donné peu à peu passage à ces matières. »

Sanson. Dict. de méd. et de chir. pratiques, t. IX (1833), art. Hernie.)

« L'intestin prend une forme variable, selon qu'une petite partie ou la totalité de son calibre se trouve engagée dans la tumeur. Dans le premier cas, toute la portion qui fait hernie semble être une sorte d'appendice ajouté à son calibre ou à sa cavité, et son corps est accolé à l'orifice interne de l'ouverture.

« Les hernies de la ligne blanche demandent une attention toute particulière. Plus l'ouverture est étroite, et plus les accidents sont pressants et incommodes. Les hernies sont presque toujours formées par l'épiploon ou par l'arc du colon, organes qui sont liés à l'estomac par les sympathies les plus étroites ; *ils ne peuvent pas faire hernie à travers un éraillement des fibres aponévrotiques de la ligne blanche, sans être gênés ou pincés* par le contour de l'ouverture qu'ils traversent, et qu'ils sont pour ainsi dire contraints de se faire eux-mêmes. L'irritation qu'ils éprouvent est bientôt ressentie par l'estomac, de là, la douleur épigastrique, les coliques d'estomac, les nausées et les vomissements dont ces sortes de hernies sont ordinairement accompagnées. Cependant la tumeur est quelquefois si petite, que le malade lui-même ignore son existence. Toutefois, un médecin expérimenté, averti par ces symptômes, soupçonnera la cause du mal, ou tout au moins, avant d'adopter aucune méthode de traitement, il portera la main sur la ligne blanche, et s'il reconnaît qu'il existe une petite tumeur, sensible seulement au toucher, arrondie, dure, douloureuse, réductible, après la réduction de laquelle le doigt sent à travers les téguments que la ligne blanche est entr'ouverte dans le point correspondant, et dont la rentrée est suivie de la cessation de tous les symptômes, il n'hésitera pas à prononcer que ceux-ci sont dus à une hernie de la ligne blanche.

« L'intestin hernié présente de très-grandes différences quant à son volume et aux altérations qu'il a subies. Pour le volume, c'est quelquefois une anse complète plus ou moins longue ; ou bien c'est un appendice anormal ; dans d'autres cas, une partie seulement de la circonférence a été saisie et pincée. » — (Gosselin, Thèse d'agrégation, Paris, 1844.)

M. Gosselin fait remarquer que dans le cas où une portion seulement de la circonférence a été pincée, les symptômes se succèdent plus lentement et revêtent moins vite un caractère de gravité. Il ajoute : « Nous avons d'ailleurs une remarque importante à faire, et sur laquelle M. Teissier (*Arch.*, 1838) et M. Diday (*Gaz. méd.*, 1839) ont eu raison d'insister. Les deux principaux symptômes de l'étranglement, savoir : le vomissement et la constipation peuvent tenir à plusieurs causes : d'abord à l'obstacle mécanique apporté à la circulation des matières stercorales ; si cet obstacle est très-grand, il suffit à lui seul pour déterminer les accidents en question, qui deviennent encore plus intenses, s'il est possible, par le développement de la péritonite. Mais, dans bien des cas, le resserrement n'est pas très-considérable, la communication des parties supérieures de l'intestin avec les inférieures reste libre ; alors si les vomissements se succèdent, si la constipation se prononce, il faut les attribuer ou à *un trouble nerveux* ou *à la péritonite* ; mais cette dernière joue certainement ici le principal rôle. On ne peut comprendre d'une autre manière ces symptômes de l'étranglement dans les cas où celui-ci porte seulement sur *une partie de la circonférence intestinale*, de l'épiploon, etc. »

M. Sanson (Dict. méd. chirur. prat.) et M. Vidal ont observé que, bien que les symptômes soient ici moins graves, *l'étranglement d'une portion seulement de la circonférence amène plus vite la gangrène que celle d'une anse complète.*

M. Gosselin donne de ce fait l'explication suivante : « Quand c'est une anse complète, elle peut recevoir encore du sang par le mésentère pendant un certain temps ; quand c'est une anse incomplète, il n'y a plus cette ressource, dès que la constriction est un peu forte. »

« La connaissance de ces hernies partielles est très-utile au point de vue du diagnostic des hernies étranglées. Les symptômes généraux de l'étranglement peuvent exister sans que le malade, rapportant les accidents à tout autre chose qu'à une hernie, accuse une tuméfaction ou une douleur quelconque en un point de l'abdomen.

« Le chirurgien peut croire à un étranglement interne et à l'autopsie se trouver en présence d'une petite hernie à la sortie d'uneminime partie de la circonférence de l'intestin, ce qui explique l'absence de saillie appréciable. Lors donc que l'on reconnaît les signes de l'étranglement, avant de prononcer que celui-ci est interne, on ne saurait examiner avec trop de soin; il ne faut pas s'en rapporter au malade qui peut ignorer s'il a une hernie; il faut chercher soi-même s'il n'y a pas dans les régions occupées par les orifices naturels du ventre une petite tumeur sur laquelle la pression soit douloureuse. J'ai recueilli à l'hôpital de la Pitié, en 1838, l'observation d'une femme de 63 ans, qui présentait depuis dix jours avant son entrée les symptômes d'un étranglement peu intense; elle assurait n'avoir jamais eu de descente, et refusait absolument de laisser examiner son ventre; elle céda néanmoins à mes instances et je crus reconnaître une petite hernie crurale à droite.

«Néanmoins on pouvait conserver des doutes; M. Mailly, médecin de la salle, pria Sanson de voir cette femme. Le malheur voulut qu'à la première pression faite par ce chirurgien, la petite tumeur rentrât et disparût. La malade mourut quelques heures après d'une péritonite suraiguë et l'on reconnut, à l'ouverture du corps, *qu'une partie de la circonférence de l'intestin grêle* avait été prise dans une hernie crurale, dont on voyait encore le sac, et qu'une perforation avait donné lieu à un épanchement stercoral après la réduction.

«.....Quand une portion seulement de la circonférence intestinale est pincée, l'étranglement peut être violent et cependant les symptômes ne le feront pas savoir, parce que la constipation n'est pas nécessairement invincible, D'ailleurs *si cette petite quantité d'intestin est marquée par beaucoup d'épiploon, vous ne pourrez pas savoir au juste ce qui a lieu.* Ces faits sont fréquents (1).

(1) Gosselin. In loc. cit.

« Les symptômes de l'étranglement mettent à chaque instant dans l'embarras le praticien le plus consommé. »

M. Paul Broca (1) croit les cas de pincement latéral plus rares qu'il ne le sont en réalité. A propos du diagnostic différentiel entre la *hernie enflammée* et la *hernie étranglée*, il dit : « La constipation n'est pas aussi constante dans l'étranglement.

« *Lorsqu'elle n'existe pas, lorsqu'elle n'est pas complète, on peut dire qu'il n'y a pas d'étranglement.* Dans l'inflammation, la constipation est due à la péritonite, et par conséquent elle peut manquer. Dans l'étranglement, il y a péritonite aussi, mais il y a de plus obstacle mécanique.

« On cite, il est vrai, les étranglements par simple pincement de l'intestin, et l'on dit qu'en pareil cas le cours des matières peut n'être pas interrompu.

« *Mais cela n'est pas démontré. Au surplus, ce sont des cas très-rares*, et lorsque cette disparition existe, la tumeur, remarquable par sa petitesse, s'écarte de plus en plus des caractères de la hernie inflammatoire.

« Le volume de l'anse intestinale est, en général, assez petit dans l'étranglement vrai. Le plus souvent toute l'épaisseur de l'intestin est dans la hernie. Mais quelquefois aussi il n'y a que simple pincement d'une partie du calibre. *Ce dernier cas est beaucoup plus rare qu'on ne l'a cru.* On l'a bien plus souvent diagnostiqué sur le vivant que constaté sur le cadavre.

« On a invoqué le pincement de l'intestin pour expliquer la persistance des selles chez les individus atteints d'accidents herniaires. *Mais l'inflammation d'un épiplocèle, celle d'une hernie qui renferme un diverticulum intestinal* peut tout aussi bien rendre compte du phénomène.

(1) Thèse d'agrégation. De l'étranglement dans les hernies abdominales et des affections qui peuvent le simuler. Paris, 1853.

« J'ai pris la peine de vérifier un certain nombre d'observations invoquées par Weiler pour établir la fréquence du pincement intestinal, et je n'en ai trouvé aucune qui fût concluante. Du reste, quoi qu'il en soit de la fréquence, le fait est réel, il a été plusieurs fois démontré et j'ai moi-même fait une autopsie qui ne laisse aucun doute. »

Voici l'observation que rappelle ici M. Broca. Elle fu recueillie à l'Hôtel-Dieu, par M. Codet, interne dans le service de M. Jobert. Le chirurgien sut éviter l'erreur, mais il resta quelque temps avant de savoir s'il avait affaire à l'intestin ou à la face du sac :

Obs. — Femme entrée à l'Hôtel-Dieu, le samedi 7 mai 1853 (salle Saint-Maurice, n° 31),

Il y a cinq ans, à la suite d'un effort, apparition d'une petite tumeur à l'aine. La tumeur disparaît spontanément au bout de quelque temps. Depuis lors, constipation fréquente, petites coliques sans accidents graves. Le 5 mai, après une marche assez longue, une petite tumeur, occupant exactement la même situation que la première, se produit brusquement et est accompagnée aussitôt de coliques assez vives.

Le soir, taxis infructueux ; vomissements bilieux. Un lavement amène une garde-robe.

6 mai. Ventre indolent, tumeur très-douloureuse. Les vomissements continuent, ils sont toujours bilieux ; trois médecins successifs tentent tour à tour le taxis, sans résultats. Quelques jours après, les accidents redoublent. Douleur abdominale.

Bains. Douze sangsues sur la tumeur.

Samedi 7 mai. Entrée à l'Hôtel-Dieu, face pâle, grippée, yeux caves. Pouls fréquent, filiforme intermittent ; respiration haletante, langue visqueuse ; ventre très-tendu, sonore à la percussion ; la pression abdominale est extrêmement douloureuse; vomissements incessants, bilieux, inodores ; pas de hoquet, quelques éructations ; constipation complète depuis deux jours.

Dans l'aine droite existe une petite tumeur sous l'arcade de Fallope, à 5 centim. de l'épine du pubis, à 7 centim. de l'épine iliaque. Cette tumeur est longue de 6 centim., large de 4, arrondie, globuleuse, mate à la percussion ; la peau qui la recouvre est mobile et ne semble pas altérée. Cette tumeur très-douloureuse dans les premiers jours est maintenant presque indolore. Le soir, à 5 heures, M. Jobert pratique l'opération. Incision légèrement oblique en bas et en dehors. On divise successivement plusieurs feuillets aponévrotiques, et on arrive sur une tumeur qu'on prend d'abord pour l'intestin.

Cette tumeur, d'un rouge brun, est libre de tous côtés; elle n'adhère que par un pédicule assez étroit, situé du côté de sa face profonde, et implanté sur le fascia cribriformis. Sa couleur est d'un rouge brun, sa surface est parfaitement lisse, et ressemble tout à fait à celle de l'intestin ; son volume est celui d'une très-grosse noix. Elle est fluctuante.

Après avoir hésité quelque temps, M. Jobert se décide à pratiquer dans la tumeur une petite ponction. Il s'écoule un liquide rougeâtre exhalant une odeur fétide et gangréneuse ; on croit d'abord avoir ouvert l'intestin ; mais l'ouverture étant agrandie, on reconnaît qu'on est dans le sac herniaire. Il y a dans le sac des flocons albumineux.

Le doigt introduit dans cette cavité finit par trouver une toute petite tumeur rénitente, un peu plus grosse qu'une noisette et, cette fois, manifestement formée par l'intestin.

Alors on débride légèrement l'aponévrose crurale avec

un bistouri d'A. Cooper, dirigé directement en dehors. La réduction est opérée sans difficulté.

La plaie est fermée, les vomissements cessent, mais les selles ne se rétablissent pas et la malade succombe le lendemain matin.

M. Jobert a bien voulu me permettre de faire moi-même l'autopsie. Péritonite générale avec sérosité trouble, et de minces fausses membranes. Intestin grêle distendu et très-enflammé au-dessous du point qui a été le siége de l'étranglement.

L'étranglement portait sur le tiers inférieur de l'intestin grêle ; un cercle d'un rouge noirâtre et comme ecchymosé indiquait clairement le point qui avait été étranglé. *L'étranglement n'avait pas embrassé la totalité de l'anse intestinale, il n'en avait pincé que les deux tiers.*

La partie comprise en dedans de ce cercle était d'un rouge sombre, molle, affaisée, sans élasticité. A son centre une tache d'un brun fauve, large comme une pièce de 20 centimes, et offrant un petit pertuis arrondi, gros comme la tête d'une épingle. Les matières fécales n'avaient point traversé cette petite perforation.

Au-dessous de l'étranglement, l'intestin est revenu sur lui-même et semble un peu enflammé.....

.....Malgré le débridement qui a été fait, le passage est tellement étroit que le petit doigt ne peut le traverser. Une dissection ultérieure ne m'a montré aucun collet véritable.

M. Broca rapporte aussi le cas de Sanson. Une femme de 63 ans présentait depuis 10 jours les accidents d'un étranglement peu intense; elle assurait n'avoir jamais eu de hernie. Sanson fit quelques pressions sur une petite tumeur qui paraissait une hernie crurale ; les accidents persistèrent.

On reconnut à l'autopsie qu'une partie de la circonférence de l'intestin grêle avait été prise dans une hernie crurale dont on voyait encore le sac.

M. Ledentu (Dict. de méd. et de chirurg. pratiq., art. Hernie, t. XVII, p. 589, 1873) cite le fait suivant :

Une vieille femme de 80 ans entre à la Pitié au mois d'août 1865, avec une hernie crurale *étranglée depuis* 5 *jours*. Un lavement purgatif donné le soir de son arrivée est suivi dans la nuit d'une abondante diarrhée. S. Tarnier, suppléant alors Richet, croit quand même à la nécessité de l'opération, mais la malade s'y refuse obstinément. La diarrhée continue aussi abondante, et la mort survient environ quarante-huit heures après l'entrée. A l'autopsie je trouve l'intestin pincé et retenu dans un petit sac de 3 centimètres de profondeur environ ; la portion d'intestin non engagée a 12 millimètres, mesurée dans le sens de la circonférence de l'intestin, ce qui donne pour le diamètre du pertuis resté perméable 4 millimètres , chiffre qu'il faut réduire encore si l'on veut tenir compte du gonflement des parties que la mort avait certainement diminuées.

M. Ledentu relate cette observation moins pour donner un exemple de pincement latéral que pour démontrer que l'existence de la diarrhée n'implique pas nécessairement la perméabilité de l'intestin.

Plus loin, nous remarquons ces quelques lignes :

« Certaines hernies ne contiennent qu'une portion très-restreinte d'épiploon ou d'intestin ; quelquefois celui-ci n'est que pincé..... Malgaigne décrit une *hernie diverticulaire* reconnaissant le mécanisme suivant : une anse intestinale est en contact avec un orifice herniaire très-étroit. Elle ne s'engage que partiellement et, à mesure que le sac s'allonge, la partie engagée s'étire et finit par former une sorte d'appendice comparable par sa forme à l'appendice vermiculaire. C'est une variété, rare mais dont l'existence est bien réelle. »

M. Paul Berger, dans les intéressantes leçons qu'il a faites sur le mécanisme de l'étranglement herniaire, Journal de l'Ecole de médecine, année 1876, n° 143, est très-bref en ce qui concerne le pincement latéral.

Il reconnaît que « les observations nombreuses, recueillies avec soin, mettent au-dessus de toute contestation l'existence du pincement latéral de l'intestin. » Il donne l'indication des quatre faits de MM. Debeharpe, de Saint-Germain, de Roubaix, Ledentu, sans entrer dans plus de détails.

M. Blum (Bulletin de la Societé anatomique de Paris, page 6, XLIVe année. 1869, 2e série, tome XIV) fait voir une hernie crurale étranglée qui, n'ayant pas été diagnostiquée pendant la vie, fut trouvée à l'autopsie d'une femme de 60 ans à la Salpêtrière.

Le sac herniaire est entouré d'une bourse séreuse de nouvelle formation, laquelle aurait pu, pendant une opération, être confondue avec le sac lui-même.

Le collet du sac et non le fascia crébriforme étranglait l'intestin, mais incomplétement, de telle sorte que les liquides et les gaz pouvaient encore circuler. *Une portion seulement de la circonférence de l'intestin était étranglée.*

M. Liouville fait remarquer l'état de la muqueuse de l'intestin au niveau de l'étranglement. Elle est épaissie et infiltrée de sang, par suite d'un épanchement déjà ancien.

B. S. A. XLIV, année 1869, 2e série, tome XIV, page 560.

Hernie inguinale directe interstitielle. Simple pincement de l'intestin par M. Reverdin, interne des hôpitaux.

Il s'agit d'un malade qui portait depuis trois ans une hernie inguinale qui rentrait facilement et n'avait donné lieu à aucun accident. Depuis trois mois il portait un bandage dont il faisait un usage très-peu régulier. Un jour, en allant à la garde-robe, il est pris de coliques violentes, de vomissements, bien que sa hernie ne fût pas sortie. Les jours suivants, les vomissements persistent et deviennent très-fréquents, il ne rend ni matières ni gaz par l'anus, le ventre se tend et les coliques continuent.

Le point de départ des accidents remontant au lundi matin 8 heures, il se présente le jeudi avec tous les signes d'un étranglement. L'exploration des trajets inguinaux les montre larges et sans tumeur ; à gauche, l'introduction du doigt jusqu'à l'orifice profond est possible, mais très-douloureuse ; il semble qu'il y ait profondément un peu plus de résistance que de l'autre côté.

Tentatives de taxis de ce côté. Le 10 à midi la hernie sort, le malade la rentre sans difficulté. Pas de selles. Vomissements et douleurs un peu calmés réapparaissent. Etat général grave. Mort.

A l'autopsie, pas de traces de péritonite. « A la partie inférieure de la paroi abdominale, tout près de la symphyse et du sommet de la vessie, on voit *une anse intestinale engagée en partie seulement* dans un anneau péritonéal ; le bord mésentérique de cette anse est libre ; en tirant par mégarde sur l'intestin, il se dégage brusquement : on constate que la paroi de cet intestin est très-congestionnée, mais ne présente aucune trace de gangrène ni de perforation ; il n'y a pas même de sillon ; la partie pincée se reconnaît à sa coloration plus foncée ; *elle comprend les* 3/4 *environ de la circonférence de l'intestin.* Cette anse est située à 2^{m},07 au-dessous de la valvule pylorique. L'estomac est peu volumineux ; toute la partie de l'intestin grêle, au-dessus de l'anse herniée, est distendue par des gaz et un liquide d'une couleur grisâtre, et la muqueuse est grisâtre, boursoufflée, ramollie. La portion inférieure de l'intestin grêle est au contraire très-revenue sur elle-même ; l'intestin a le volume d'une grosse plume d'oie ; il ne contient qu'un peu de mucus et la muqueuse est blanche. Le gros intestin, très-réduit de volume, ne contient que fort peu de matières fécales, jaunâtres, épaisses, ressemblant pour la consistance à de l'argile. »

B. S. A. 2e année (1875), 2e série, tome XX.

Hernie ombilicale ancienne. Hernie de la ligne blanche étranglée. Débridement. Mort. Autopsie.

Par M. Kirmisson, interne des hôpitaux.

Une femme de 55 ans entre le samedi 20 . . . . 1875 à Necker, dans le service de M. Guyon, présentant au plus haut point les symptômes de l'étranglement herniaire. Ces phénomènes remontaient au mardi 16 février. Fait particulier, les urines étaient supprimées.

A l'examen du ventre, hernie ombilicale du volume d'une tête de fœtus à terme. Cette tumeur qui existe depuis 25 ans, qui n'a jamais été contenue par un bandage ni jamais réductible, n'est évidemment pas le siége de l'étranglement ; elle est souple, sans empâtement, non douloureuse , très-sonore en tous ses points, etc. On peut se demander s'il n'existe pas un étranglement interne. « Mais lorsqu'on vient à palper soigneusement et un peu profondément le ventre, à la limite de la région ombilicale et de la région épigastrique, on détermine en ce point une vive douleur, et la percussion dénote là une matité relative qui contraste avec la sonorité tympanique des points environnants ; enfin on reconnaît l'existence d'un empâtement globuleux, mal limité, mais sans rapport avec la hernie ombilicale située au-dessous ; on ne sent en effet aucun pédicule, aucun lien réunissant ces deux tumeurs. Il s'agit donc probablement d'une hernie de la ligne blanche située au-dessous de l'anneau ombilical, hernie intestinale étranglée, mettant complétement obstacle au cours des matières et produisant les accidents actuels. » L'opération ne précéda que de quelques heures la mort de la malade.

Autopsie faite le lundi 22 février a entièrement confirmé le diagnostic. Le ligament falciforme du foie doublé d'une épaisse couche de graisse, s'engageant dans un orifice de la ligne blanche à trois travers de doigt environ au-dessus de l'orifice de la hernie ombilicale par un orifice beaucoup plus petit, recouvrait l'intestin, reconnaissable à son aspect violacé. *«Il s'agissait d'un pincement de l'intestin, qui en oblitérait entièrement le calibre.* » Malgré la longue durée de l'étranglement, il n'y avait ni sphacèle, ni perforation, mais seulement un état dépoli de la surface externe de l'intestin.

M. Kermisson insiste avec raison sur l'importance de ce signe : « Douleur vive à la pression en un point de l'abdomen, quand on ne trouve pas dans une hernie apparente à l'extérieur l'explication des symptômes d'étranglement observés. »

Hernie crurale étranglée survenant chez une femme qui portait depuis longtemps une adénite crurale avec empâtement de la région. Difficulté du diagnostic. Variété rare d'étranglement. Pincement latéral de l'intestin ; par M. Charles Leroux, interne des hôpitaux (1), 1877.

Lec..., Félicité, 37 ans, entre le 27 janvier 1877 dans le service de M. Dumontpallier, envoyée par un médecin de la ville comme étant atteinte d'un étranglement interne.

A 9 heures du matin, en effet, elle présente tous les signes d'une obstruction intestinale. La malade est abattue, les traits sont profondément altérés, les yeux excavés, entourés d'un cercle bleuâtre, le nez pincé, le pouls insensible, la température basse (35,5 dans l'aisselle) ; les extrémités sont froides, cyanosées, le ventre est ballonné et offre une sonorité exagérée ; le diaphragme est refoulé, la respiration gênée, les mouvements respiratoires à peine sensibles ; les battements du cœur sont faibles, réguliers, fréquents. La malade répond parfaitement, mais d'une voix éteinte, aux questions qu'on lui pose et on recueille, non sans peine, les renseignements suivants : vers le mois d'août dernier, elle fit un effort en se haussant et ressentit une douleur dans l'aine. Quelques jours après, nous dit-elle, un médecin constate dans la région inguinale droite une adénite suppurée, pratique une incision qui donne alors issue à du pus. La cicatrisation s'effectue, mais cependant il reste dans la région un certain degré d'empâtement et d'induration.

Le 19 janvier, c'est-à-dire 6 mois après, elle fait un nouvel effort et ressent une douleur abdominale assez vive, puis elle est prise quelque temps après de nausées, de vo-

(1) La pièce anatomique a été déposée au musée Dupuytren.

missements alimentaires, bilieux, qui persistent ainsi plusieurs jours.

Le 24, les garde-robes sont complétement supprimées ; aucun gaz ne sort plus par l'anus et le ventre se ballonne, les traits s'altèrent.

Le 26 au soir, premiers vomissements fécaloïdes.

Le 27, son état est tellement grave qu'elle se fait apporter à l'hôpital dans la situation désespérée où on la trouve au moment de la visite.

En présence de ces symptômes, on pense immédiatement à une obstruction intestinale. Mais y a-t-il hernie, y a-t-il étranglement interne? On cherche les régions le plus souvent atteintes de hernie, c'est-à-dire les régions inguino-crurales. Du côté gauche, on ne constate absolument rien ; mais, à droite, à la base du triangle de Scarpa, immédiatement au-dessous de l'arcade fémorale, on trouve la peau légèrement tendue, sans changement de coloration, soulevée par une tumeur rénitente en un point, presque fluctuante à un autre, et tout autour un empâtement considérable. Y a-t-il là quelque hernie crurale, ou bien n'a-t-on affaire qu'à un empâtement chronique autour d'une vieille adénite suppurée coïncidant avec un étranglement interne? Le fait reste douteux.

Rien dans les autres régions, rien au niveau du canal inguinal. Il y a donc à hésiter entre une hernie crurale, dont on n'a aucun signe tangible, et un étranglement interne. Toujours est-il que, dans ces circonstances, M. Dumontpallier demande l'avis de MM. Verneuil et Marchand. Après un examen attentif, le diagnostic reste douteux. M. Verneuil et M. Marchand hésitent entre étranglement interne et hernie crurale, les caractères de cette dernière ne pouvant être perçus. Dans tous les cas, quelle est la conduite à tenir? L'état de la malade ne permet pas de temporiser, il faut agir, voir ce qui se passe, et modifier sa conduite suivant les circonstances qui s'offriront, quitte à faire ensuite l'entérotomie pour supprimer un des facteurs de l'affection ; l'obstacle au cours des matières, si le second facteur, l'étranglement, ne siége pas dans la région crurale. Il conseille, en outre, de relever la température de la malade par l'alcool à l'intérieur et les injections sous-cutanées d'éther.

M. Marchand à qui était confiée la malade, voyant son état s'aggraver rapidement, sa température baisser, la syncope menacer de mettre fin à la scène, court au plus pressé et rétablit le cours des matières en pratiquant l'entérotomie par le procédé de Nélaton. L'opération a lieu à onze heures. Il fait à trois ou quatre travers de doigt de l'arcade et parallèlement une incision de quelques centimètres, incise couche par couche jusqu'au péritoine qu'il coupe sur la sonde cannelée. Il sort aussitôt par cette boutonnière une quantité notable de liquide péritonéal. Au moment de saisir l'intestin, un effort de la malade fait sortir de la plaie deux ou trois anses intestinales que l'on réduit facilement. L'intestin est rouge violacé et légèrement ramolli. M. Marchand le saisit et le fixe rapidement aux bords de la plaie abdominale, le sectionne, et donne issue à une assez grande quantité de liquide brunâtre, répandant une odeur fécaloïde. Toutefois on s'attendait à un écoulement de matières plus considérable. L'opération terminée, la malade semble un peu soulagée ; le ventre est encore assez gros ; le pouls n'est toujours pas perceptible. A midi on lui fait prendre quelques cuillerées de potion de Todd et on pratique une injection de 10 gouttes d'éther. Avant l'opération, la malade n'avait pas 36° ; une demi-heure après la première injection sous-cutanée, le thermomètre indique 37° (T. A.). A 1 heure de l'après-midi, T. 38° ;

on sait à peine le pouls ; elle se trouve mieux et semble moins abattue. A 1 heures et demie, deuxième injection d éther. A 2 heures la température est à 38, et lorsqu'à 3 heures on s'apprête à lui faire la troisième injection, on la trouve morte.

Autopsie. — A l'ouverture de l'abdomen, il s'écoule une certaine quantité de liquide péritonéal. On trouve les anses intestinales agglutinées ; çà et là quelques dépôts fibrineux très-mous, peu adhérents. Le péritoine pariétal est fortement injecté. Il y a une péritonite généralisée tout à fait au début et encore peu intense. L'intestin grêle s'est engagé dans l'anneau crural vers la partie moyenne de sa longueur. Toute la portion située au-dessus de la hernie est dilatée, remplie de gaz et de liquide fécaloïde. Les parois de cette portion sont violacées, fortement injectées, ramollies. Au contraire, toute la partie d'intestin grêle située au-dessous est pâle, revenue sur elle-même. La suture de l'intestin à la paroi abdominale siége à 1 mètre au-dessus de l'anse étranglée.

Lorsqu'on regarde l'intestin au niveau du pli crural droit, on voit qu'il ne s'est engagé dans le canal crural qu'une partie de sa circonférence. Il n'y a là qu'un pincement latéral ; aussi sa cavité, quoique fortement diminuée, n'est pas complétement oblitérée ; on peut faire passer le petit doigt du bout supérieur vers le bout inférieur en contournant l'éperon formé en ce point. Le mésentère est tendu ; il y a là un coude très-marqué de l'intestin. La portion herniée passe au travers d'un orifice très-serré, refoulant au devant d'elle le péritoine qui, à ce niveau, offre un plissement rayonné. Le péritoine est, de plus, fortement injecté avec quelques taches ecchymotiques. L'intestin ouvert au niveau du point pincé présente les lésions suivantes : la muqueuse est injectée, violacée, d'autant plus noirâtre qu'on s'approche du point pincé ; elle est plissée, ramollie et offre çà et là des ulcérations très-nettes qui ne semblent pas s'étendre au delà du tissu sous-muqueux.

L'orifice par lequel s'engage l'intestin offre les rapports suivants : en haut, l'arcade crurale ; en bas, le tissu fibreux qui revêt la crête pectinéale ; en dehors, la veine ; en dedans, le ligament de Gimbernat ; autrement dit, c'est par l'orifice crural même que s'est engagé l'intestin. On a une hernie crurale moyenne.

La dissection de la région crurale montre les couches suivantes : la peau est adhérente aux parties sous-jacentes ; on la détache avec peine ; le tissu cellulaire souscutané est épaissi, induré dans toute la région, formant un bloc dur avec les organes sous-jacents. On découvre ensuite (sans avoir rencontré jusqu'alors, si ce n'est assez loin sur les côtés, de feuillet aponévrotique) un immense ganglion de 3 centimètres de diamètre et de 1 centimètre d'épaisseur qui se confond littéralement avec d'autres ganglions plus petits ; le tout englobé dans du tissu induré. En fendant ce ganglion, on voit qu'il tend à se ramollir profondément et en pénétrant plus loin en arrière dans une poche d'où s'échappe un pus noir verdâtre semiliquide d'odeur infecte, fécaloïde, ce pus s'étend latéralement au-dessous de tout ce tissu induré déjà signalé et remonte en haut jusqu'à l'arcade en enveloppant complétement, sauf en arrière, les parties que l'on rencontre après l'avoir évacué. Le pus retiré, on voit que la cavité qui le contenait offre des parois déchiquetées dans la plus grande partie de son étendue ; mais au fond on rencontre une saillie noirâtre qui n'est autre que la portion herniée entourée de son sac.

Le sac herniaire adhère profondément aux parties voisines; mais, dans le reste de son étendue, il est entouré de pus noirâtre. Le fond du sac offre un orifice irrégulier qui fait communiquer sa cavité propre avec la cavité purulente périphérique. Son collet repose sur le tissu fibreux que revlatê crète pectinéale et répond à l'arcade fémorale en haut, à la veine en dehors et au ligament de Gimbernat en dedans. La cavité du sac contient du pus analogue au précédent et la portion d'intestin herniée. Cette dernière, située au delà du ligament de Fallope, est du volume d'une noisette, offre une coloration violacée noirâtre, est assez ramollie, se déchirant facilement, mais ne présentant aucune perforation. Elle adhère, par son extrémité, au fond du sac par une bride assez résistante et baigne dans le pus. Au niveau de l'anneau, l'intestin est fortement appliqué sur le collet plissé du sac, et c'est en forçant qu'on passe entre lui et l'intestin une sonde cannelée ; il n'y a cependant pas de véritable adhérence, il n'y a qu'agglutinement.

En ce point, l'intestin est très-noir, offre un sillon profond et semble prêt à se perforer. La muqueuse à ce niveau est très-ramollie, noirâtre, ulcérée, plissée, laissant un tout petit orifice qui fait communiquer la cavité intestinale intra-abdominale avec la cavité de la hernie.

Etant données ces dispositions anatomiques, on peut dire que l'étranglement siégeait au niveau du collet qui, lui-même, répondait à l'orifice crural. En résumé, il y a là une adénite avec périadénite ancienne recouvrant et marquant un petit sac herniaire.

Dans l'intestin grêle, on trouve une assez grande quantité de liquide fécaloïde. Pas de lésions dans les autres viscères, sauf un peu de congestion pulmonaire.

« Notre collègue M. Leroux ajoute : Dans ce cas, il y a eu hernie et étranglement d'une portion restreinte de la circonférence d'une anse intestinale avec persistance du conduit, rétréci, il est vrai, mais encore perméable aux matières et surtout aux gaz. Or, on a pu voir dans la partie clinique de cette observation qu'il n'y avait pas eu depuis plusieurs jours issue de matières fécales, ni de gaz par l'anus.

« Pourquoi ni les matières liquides, ni les gaz ne passaient-ils pas, puisque le conduit était encore en partie perméable? Il est très-probable qu'il y avait paralysie de l'intestin, mais quelle en était la nature? La paralysie était-elle réflexe ou bien était-elle due au début de péritonite constatée à l'autopsie? Les deux hypothèses sont probables et toutes deux, nous le croyons, devaient contribuer à laisser stagnants les matières et les gaz ; aussi avons-nous vu qu'au moment de l'ouverture de l'intestin très-peu de matières se sont écoulées au dehors et cependant, à l'autopsie, on en a encore trouvé une assez grande quantité dans la cavité de l'intestin, au-dessus de l'étranglement. »

A propos de cette communication, M. Berger dit que les pincements latéraux de l'intestin sont très-rares (il n'en connaît que 4 cas) et qu'ordinairement, au lieu qu'il y ait constipation absolue comme dans ce fait, les malades ont eu de la diarrhée qui même a pu être cholériforme, bien que l'intestin soit ordinairement pincé sur une grande étendue de sa circonférence.

Cas vu dans le service de Velpeau par M. Desprès (à ajouter aux cas dont parle M. Berger).

« Une femme de 30 ans, étant entrée à la Charité, dans le service de Velpeau, pour une hernie crurale très-petite, étranglée depuis deux jours. La malade rendait du gaz par l'anus, et Velpeau avait jugé qu'il s'agissait d'un étranglement peu serré et ne fit ni taxis, ni opération. La malade eut dans les trois jours une petite selle et rendait toujours quelques gaz. Le cinquième jour de l'étranglement, la malade changea subitement, prit le facies péritonéal et mourut. A l'autopsie, on trouva un pincement de l'intestin grêle. *Toute la portion pincée était gangrénée*, des matières fécales étaient épanchées dans le ventre, il restait une perforation de l'étendue d'une pièce d'un centimètre, qui occupait le tiers du calibre de l'intestin.

« Quant à la constipation, il y a lieu de croire, quand on la rencontre, que depuis plusieurs jours il existe de la péritonite. On voit la constipation se produire dans ces conditions après l'ovariotomie, à la suite des pelvi-péritonites. Dans les simples pincements, il peut y avoir des selles et des gaz peuvent être rendus. »

M. Verneuil dit que dans des cas du genre de celui de M. Leroux, on a pu voir la diarrhée succéder à la constipation.

« Je crois, dit le professeur Verneuil, qu'il faut tenir compte, dans l'interprétation de ces faits, de l'état de contracture dans lequel se présente l'intestin, du rétrécissement dynamique qui accompagne l'étranglement.

« Lorsque nous pratiquons l'opération de l'anus contre nature, il nous arrive souvent de ne voir s'écouler après l'ouverture de l'intestin qu'une quantité insignifiante de matière ; puis quelque temps après il s'en écoule une nouvelle quantité. De même, lorsque nous ponctionnons l'intestin dans les cas d'étranglement, nous voyons une seule anse se vider, une dépression locale de la paroi abdominale se produire de nouveau, et tout le reste de la masse intestinale demeure ballonné. Il y a donc, dans ces conditions pathologiques, des rétrécissements dynamiques et momentanés de l'intestin. Au contraire, ponctionnez l'intestin distendu d'un cadavre, et vous verrez toute la masse intestinale se vider : c'est qu'il n'y a plus le rétrécissement sur lequel j'insiste. »

Dans la séance du 29 janvier 1879 (Société de chirurgie), M. Anger présenta un rapport sur une observation de M. Lemée, de St-Sever (Landes), intitulée : étranglement partiel de l'intestin dans une hernie crurale. Présence d'un ganglion au devant du sac, opération le 5e jour, guérison.

Nous reproduisons ici les termes mêmes du rapport : — L'intérêt de cette communication repose, d'une part, sur le fait d'un étranglement partiel de l'intestin, et, de l'autre, sur la présence au devant du sac d'un ganglion, qui a provoqué une discussion assez vive entre M. Lemée et l'un de ses confrères.

L'étranglement d'une petite portion de l'intestin dans l'anneau crural n'est pas un fait très-rare. On en trouve des exemples dans toutes les publications qui ont été faites sur l'étranglement. Mais peut-être n'a-t-on pas assez insisté sur les modifications qui en résultent au point de vue des symptômes et du diagnostic. Tandis qu'un étranglement complet d'une anse intestinale donne lieu à des phénomènes presque invariables, tels que les vomissements, la constipation absolue, le ballonnement du ventre, l'altération des traits, la petitesse et la fréquence du pouls, etc., le simple pincement intestinal ne se manifeste au contraire que par une partie de ces phénomènes, c'est-à-dire que les vomissements fécaloïdes, la constipation absolue et le ballonnement du ventre manquent et, par suite, mettent le praticien dans l'incertitude relativement à une intervention immédiate.

Dans le cas dont il s'agit, la malade avait bien le facies altéré et caractéristique de l'étranglement ; elle avait le pouls serré et fréquent ; elle vomissait tout ce qu'elle prenait, mais le ventre n'était pas ballonné et, au lieu de la constipation, quelques garde-robes diarrhéiques s'étaient montrées depuis le début de l'étranglement.

Deux symptômes cependant avaient entraîné la conviction de M. Lemée et lui servirent à lever les craintes de ses confrères : d'une part l'altération des traits, de l'autre la présence dans l'aine d'une tumeur récente et douloureuse au toucher.

L'opération fut donc commencée ; mais à peine les couches superficielles furent-elles incisées, que l'opérateur rencontra un ganglion placé au devant du sac, lequel donna naissance à une nouvelle discussion entre les médecins présents. M. Lemée fit judicieusement observer à ses confrères que si ce ganglion eût donné lieu aux accidents d'étranglement, il n'eût pu provoquer de tels accidents qu'à la condition d'être enflammé. Comme il ne l'était pas, M. Lemée en conclut avec raison que la cause des accidents était plus profonde. En conséquence, il passa outre, écarta ce malencontreux ganglion, ouvrit le sac, reconnut le pincement de l'intestion, *dilata l'anneau avec une sonde cannelée* et réduisit la portion herniée.

L'opérateur ne nous dit pas s'il prit la précaution d'examiner l'état des tuniques intestinales étranglées, car le 5e jour d'un étranglement il est fréquent que ces tuniques soient sectionnées. Peut-être même faut-il attribuer à cette négligence l'apparition d'un abcès à odeur stercorale qui s'ouvrit à l'extérieur trois jours après l'opération.

Peut-être aussi l'apparition de cet abcès est-elle due à une réunion intempestive d'une partie de la plaie, réunion qui était d'autant moins indiquée que le ganglion placé au devant du sac avait été dilacéré, et était par là même peu préparé à une réunion immédiate.

M. Anger dit que M. Lemée termine sa communication par une réflexion qui paraît sujette à contestation dans le sens général qu'il lui donne, en semblant prétendre que l'altération caractéristique du facies est une raison suffisante pour intervenir dans des cas semblables. Si cette altération des traits était spéciale aux étranglements herniaires, il aurait raison de se baser sur son existence pour en déduire une indication spéciale. Mais il n'en est rien, et nous savons que toutes ou presque toutes les affections intestinales graves s'accompagnent du facies hippocratique. La vraie indication d'intervenir dans ce cas, c'était la présence dans l'aine d'une tumeur dure, douloureuse et irréductible. Si cette tumeur eût manqué, on n'aurait pas su où faire porter l'intervention chirurgicale.

M. Duplay, dans la discussion qui suivit, ne partage pas l'opinion de M. Anger sur la fréquence du pincement de l'intestin, et à ce propos il rapporte l'observation suivante :

J'ai eu une seule fois l'occasion d'observer un fait de cette nature. Chez une femme de 50 ans, qui présentait des symptômes d'étranglement peu prononcés, on avait pris la tumeur inguinale pour une adénite.

Cette femme rendait encore quelques gaz par l'anus. Néanmoins, tenant compte des *caractères de la tumeur* et des *symptômes généraux d'une obstruction intestinale*, je diagnostiquai une hernie etranglée. J'ouvris un sac au fond duquel existait une portion d'intestin grosse comme une cerise. *Après un léger débridement*, cette petite tumeur rentra et les accidents cessèrent.

M. Desprès dit n'avoir pas rencontré une seule fois dans sa pratique hospitalière un pincement de l'intestin. Lorsqu'il était interne de Velpeau, qui temporisait volontiers en face d'une hernie étranglée, le malade porteur de cette hernie mourut. On fit l'autopsie, et on vit un pincement d'une anse intestinale.

CHAPITRE II.

Nous savons maintenant qu'il faut entendre, par pincement herniaire de l'intestin, la hernie et l'étranglement d'une portion de la circonférence de l'intestin, le calibre de ce dernier étant d'autant plus rétréci que la paroi herniée a plus d'étendue.

Quant aux hernies diverticulaires, il faut distinguer les cas où le diverticule préexiste à la hernie, de ceux où il lui est consécutif. Dans les premiers, il y a hernie d'un diverticule ; dans les seconds seuls, il y a à proprement parler pincement (1).

Le pincement peut être primitif ou consécutif, c'est-à-dire qu'il se produira d'emblée ou succédera à une hernie d'une autre nature.

Lorsqu'une hernie, facilement réductible et n'ayant jamais présenté les phénomènes de l'étranglement, est maintenue réduite par un bandage vicieux, si l'on voit survenir les signes habituels de l'oblitération intestinale partielle, il faut songer à un pincement latéral, ainsi que l'indique l'observation suivante de Garengeot (2) : « Une marchande boutonnière, de la rue de la Vieille-Draperie, portait depuis sept ans une hernie crurale du côté droit ; elle l'avait toujours contenue dans un bandage dont l'écusson ne posant pas bien sur l'ouverture qui donne naturellement

(1) Les exemples relativement nombreux que nous avons rapportés permettent de dire que le pincement n'est pas aussi rare que le croient certains auteurs.

(2) Observation relatée dans la thèse inaugurale de M. Guignard. Rétrécissement et oblitération de l'intestin dans les hernies. Paris, 1846.

passage aux vaisseaux cruraux, laissait sortir une portion de l'intestin, ce qui faisait que la malade ressentait de temps en temps des douleurs de coliques, des tiraillements à l'estomac et des vomissements fâcheux, quoiqu'elle eût un bandage. Il survint, au mois de février 1828, un étranglement si considérable à cette tumeur, que la malade avait à tous moments des hoquets, rejetait tout ce qu'on lui faisait avaler et même des matières fécales..... Toutes les tentatives pour réussir dans la réduction avaient été faites et n'avaient eu aucun succès ; on avait saigné cinq ou six fois et appliqué les cataplasmes nécessaires ; — nous ne pensâmes plus qu'à l'opération que nous jugeâmes tous d'autant plus difficile, que nous ne sentions dans la hernie qu'une petite partie mollasse, et qui parut *très-profonde et très-adhérente*, ce qui nous fit désespérer du succès de l'opération à laquelle nous ne consentîmes que comme dernier remède. » Garangeot ayant ouvert le sac ou plutôt en ayant écarté les restes, car il n'y avait plus que « des lambeaux membraneux tout pourris et très-puants, » dit qu'il fut très-surpris en ne voyant qu'une petite quantité d'intestin et « d'un volume si peu considérable, qu'il n'excédait pas la grosseur du bout d'un doigt médiocre. »

Note sur une cause de la persistance de l'étranglement herniaire après la réduction, par Azam. (Bull. Acad. de médecine, 6 avril 1875.)

M. Azam pense que dans certains cas cette persistance tient à ce que *dans les efforts du taxis* ou de la réduction après l'opération, l'intestin a été refoulé sous le péritoine décollé ou en dedans d'une corde épiploïque. Cet accident est mortel, car il est inaperçu, et l'étranglement continue sans que le chirurgien puisse le plus souvent intervenir à temps. Quant à la cause de cette grave complication, elle est généralement due à la direction en arrière et en dedans que le chirurgien donne d'ordinaire à son effort pendant les tentatives de réduction. Pour l'éviter, dit-il, on doit opérer la réduction en se plaçant du côté opposé à celui de la tumeur, et diriger son effort en haut et au dehors presque parallèlement à l'axe du corps. S'il y a eu opération, il ne faut pas négliger de faire maintenir le sac à l'extérieur pour éviter les plicatures transversales du collet.

Le Dr Hahn, de Langerwehe, cite un cas de bubon ouvert trop tard et suivi d'une hernie ; il considère la suppuration prolongée de l'abcès comme une cause de l'affaiblissement de la paroi abdominale qui n'aurait plus opposé à l'intestin une résitance suffisante. Il recommande en conséquence de ponctionner le bubon le plus tôt possible, pour éviter le phagédénisme. (Revue de Hayem, p. 351 (1873), t. II.)

(Thèse de Léon Chapsal, De l'étranglement dans les hernies. Paris, 1848.) L'auteur fait remarquer que dans certains cas, « d'habiles chirurgiens ayant réduit des hernies étranglées, les accidents persistaient, et qu'à l'autopsie on a trouvé des petites hernies imperceptibles. »

Au point de vue du mécanisme, des circonstances nombreuses peuvent se présenter.

Nous trouvons par exemple (Bulletin de la Société d'anatomie, juillet, 1860) un cas de pincement par un orifice du fascia crebriformis.

M. de Saint-Germain présente une hernie crurale étranglée, recueillie chez un vieillard mort d'hémorrhagie du plancher du quatrième ventricule.

La hernie a été réduite avec le sac complétement retourné du côté de la cavité abdominale. L'*intestin n'avait* été pincé par l'anneau que dans une partie de sa circonférence, d'où il résulte *que la circulation des matières aurait encore pu avoir lieu si le froncement de l'intestin n'avait rétréci encore cette partie du canal intestinal sus-jacente à l'étranglement.*

Quoique *la lumière ne fût étranglée que depuis quelques heures*, elle présentait des traces non équivoques d'inflammation tant au niveau de l'intestin qu'au niveau du péritoine.

L'examen anatomique a permis à M. de Saint-Germain de reconnaître que l'agent de l'étranglement était le fascia crebriformis, par un orifice duquel l'intestin s'était insinué.

« Je crois pouvoir conclure, dit-il, que la hernie avait été d'abord une hernie crurale simple, située sous le fascia crebriformis, qu'elle refoulait en masse, et que sous l'influence d'un effort, le fascia résistant trop, elle s'est insinuée par l'orifice précédemment décrit, lequel a produit l'étranglement. »

Cette observation est intéressante au point de vue de la physiologie pathologique de l'étranglement.

Elle nous montre que le pincement latéral peut avoir lieu au niveau d'un orifice du fascia crebriformis, par le fait du développement d'une hernie crurale interstitielle ancienne ou récente.

Notons aussi la rapidité des phénomènes inflammatoires à la suite du pincement. Malheureusement les détails cliniques sont insuffisants.

« Comment, dit M. Berger, expliquer l'irréductilité dans ces cas, si ce n'est par le resserrement immédiat de l'orifice herniaire, qui, sous l'influence d'une augmentation subite de la pression intra-abdominale, s'était laissé distendre et avait livré passage à une masse herniaire plus volumineuse que celle qu'il admettait à l'ordinaire? » C'est ce que Lossen appelle l'étranglement élastique.

Quant à la tension gazeuse, si elle joue un rôle dans le pincement lorsque celui-ci est produit, comme semble prouver les expériences de Scarpa, elle est plutôt défavorable à sa production :

« Il est facile, dit M. Ledentu dans son article du Dictionnaire, de montrer par l'expérimentation que plus l'intestin est distendu par des gaz, moins il a de tendance à s'engager par un orifice et à déprimer dans certains points la paroi abdominale. Mais il s'en faut que l'intestin soit toujours dans cet état ; une anse vide affaissée représente un corps demi-solide, flexible, très-disposé à quitter la cavité abdominale par toutes les issues accessibles, et il n'y a pas de loi physique capable de démontrer le contraire.

Le pincement effectué, la présence des gaz des liquides des matières solides opposera à la réduction un obstacle plus ou moins considérable et variable suivant les cas.

L'observation suivante est remarquable non-seulement en raison des considérations pratiques auxquelles elle donne lieu, mais aussi au point de vue du mécanisme de l'étranglement.

Gazette hebdomadaire, t. III, 5 juin 1856.

Observation par M. Delahaye, médecin en chef de l'hôpital de Lauzanne : hernie inguinale réduite en apparence; mort par étranglement sans gangrène ni péritoine.

A l'autopsie : le canal inguinal fendu dans toute sa longueur présente une étendue d'environ 6 centimètres. Sa cavité admet aisément le doigt indicateur. A sa partie supérieure, il est complétement fermé par une tumeur molle, ovalaire, d'un noir rougeâtre, de la forme et de la grosseur d'une prune sauvage.

Cette tumeur, étranglée à l'orifice supérieur du canal, *adhère intimement aux bords de l'orifice ;* les adhérences se détruisent sans tiraillement. En fendant l'anneau constricteur, on pénètre dans la cavité abdominale et l'on s'assure en même temps *que la tumeur est formée par un segment de l'intestin grêle dépendant de l'anse intestinale brunâtre vue dans l'intérieur.*

Ce segment comprend : *les trois quarts du calibre de l'intestin grêle ; la portion non comprise dans l'étranglement ne laisse pas passer les matières formées dans l'intestin ;* car en dessous du point pincé le canal intestinal est flasque, flétri et revenu sur lui-même, tandis qu'au-dessus il est distendu par des gaz, des fèces demi-liquides et jaunes. La distance du point pincé au cæcum est d'environ 6 décimètres. Aussitôt après la section de l'anneau constricteur, l'intestin étranglé perd sa forme, se dilate, et lorsqu'il est étendu, on n'aperçoit sur la séreuse aucune trace de l'étranglement qu'il a subi, à part l'injection foncée des membranes. Il n'existe sur ce point aucune trace d'inflammation exsudative. L'étranglement n'était donc ni ancien, ni très-fort.

L'anneau supérieur du canal inguinal où siége la constriction est sensiblement plus étroit que le canal auquel il sert d'orifice ; tandis que celui-ci admet aisément le doigt indicateur, celui-là admet à peine l'extrémité de l'auriculaire ; de telle sorte qu'à son extrémité supérieure, le canal forme un entonnoir qui, vu du côté de l'abdomen, représente un cône tronqué faisant saillie d'environ un centimètre dans la cavité abdominale.

L'anneau constricteur lui-même forme une espèce de cordon fibreux résistant, se continuant en bas et en haut avec la séreuse, et au-dessous avec du tissu cellulaire dense qui le rattache aux fascia voisins..... Il n'existait pas de sac herniaire et les débris membraniformes, pris d'abord pour les restes d'un sac, n'étaient que des fragments d'épiploon restés adhérents à l'anneau et se détachant du corps de l'épiploon. La hernie datait de la naissance et s'avançait dans la vaginale qu'elle avait maintenue ouverte ; *elle avait été, en majeure partie, épiploïque.*

La portion d'intestin pincée par l'étranglement est séparée pour être examinée plus complétement. En dessous du point étranglé, le canal est à l'état normal, à part deux ou trois plaques de Peyer, d'un rouge vif, plus veloutées que la muqueuse adjacente, mais non proéminent. Sur le point de l'étranglement, les membranes intestinales sont toutes d'un rouge noirâtre, fortement injectées de sang noir, sensiblement épaissies par l'infiltration sanguine, mais ne présentant aucun des produits anatomiques de l'inflammation, bien moins encore les traces de la gangrène. Une plaque de Peyer située sur le point étranglé est d'un rouge très-foncé, pointillé. Au-dessus du point de l'étranglement, l'intestin passe graduellement du rouge brun au rouge grisâtre, puis au rose vif, mais sans aucun produit anatomique d'inflammation. Quelques plaques de Peyer se montrent çà et là.

En résumé : hernie épiploïque de naissance non contenue et probablement se réduisant imparfaitement ; adhérences de l'épiploon hernié avec orifice supérieur du canal inguinal et obstruction partielle; anse intestinale s'engage dans la hernie à côté d'épiploon et produit symptômes d'étranglement; taxis laborieux qui refoule épiploon dans abdomen, épiploon rentrant laisse derrière lui un lambeau de son tissu adhérent à l'orifice supérieur du canal inguinal (ce lambeau durant les efforts de réduction se hernia à son tour et se fixa dans un diverticulum du canal inguinal); hernie de l'intestin non réduite avec épiploon, ou si réduite, s'engagea de nouveau; puis réduite en partie s'étrangla à son orifice.

Cette dernière hernie fort petite, placée à la partie supérieure du canal inguinal, ne pouvait être constatée par le toucher au travers des parois épaisses de l'abdomen parce qu'elle pendait, en quelque sorte, dans la cavité abdominale. — L'étranglement persistant et l'opération n'ayant pas été pratiquée, la mort en fut la suite.

Qu'aurait-on dû faire en pareil cas ? M. Delaharpe le reconnaît lui-même : « ouvrir le canal inguinal et l'examiner dans toute sa longueur, ce qui eût amené la découverte de la petite hernie. Je regrette, en effet, de n'avoir pas agi dans ce sens. Il est vrai que je n'étais pas convaincu de l'existence du canal de la vaginale et que je ne pensais pas avoir devant moi une hernie de naissance. Si son existence m'eût été démontrée encore n'eussé-je admis que fort difficilement la possibilite d'un étranglement à l'orifice supérieur du canal vaginal lorsqu'il n'existe pas de sac. Quoi qu'il en soit, l'expérience acquise devrait plutôt m'enhardir à opérer.

« J'avais pratiqué avec succès l'herniotomie dans une petite hernie crurale incarcérée qui ne révélait sa présence par aucun signe physique, parce qu'elle était recouverte par un large phlegmon ; après avoir fendu et traversé le phlegmon j'arrivai sur le sac, *je débridai* et je réduisis un segment de cæcum accompagné de son appendice.

« Dans un autre cas, j'avais vu succomber une femme qui présentait tous les symptômes rationnels d'un étranglement *quoique sans constipation*, chez laquelle *un pli de l'intestin grêle gisait pincé sous une glande inguinale mobile et indolente.* »

M. Delaharpe en arrive à cette conclusion : qu'il faut tenter l'opération toutes les fois que l'on a lieu de soupçonner l'existence d'un étranglement herniaire dans le voisinage de l'un des points de l'abdomen où il se forme, et il ajoute : « L'histoire précédente établit d'une manière irréfragable que la mort, dans l'étranglement intestinal, *peut survenir par le seul fait de l'étranglement de l'intestin*, avant que la péritonite ou la gangrène aient eu le temps de se développer. La douleur peut donc, dans certaines circonstances, être mortelle par elle-même. »

Ajoutons qu'un chirurgien avait cru remarquer une dûreté vers l'anneau supérieur du canal « bien que l'anneau inférieur fût libre et permît l'introduction du doigt. Cette indication, jointe aux symptômes, était suffisante et l'opération aurait dû être tentée. L'exploration de la partie supérieure du canal s'impose donc au chirurgien, point sur lequel nous aurons l'occasion de revenir. Il convient également de faire remarquer que l'interruption au cours des matières se produisit bien, qu'il n'y eût que pincement ; le bout inférieur était flasque et le supérieur distendu par les gaz et les matières fécales ; il est vrai que les trois quarts de la circonférence de l'intestin étaient compris dans la portion pincée. »

Cet autre fait nous montre un pincement herniaire dans un sac récent recouvert par un autre sac plus ancien ; en outre, il nous édifie sur une terminaison fréquente et souvent rapide du pincement abandonné à lui-même : la gangrène.

M. de Roubaix (Bulletin de l'Académie royale de médecine de Belgique, 1867, t. I, 3e série, p. 178, observ. IV) rapporte le cas d'une femme qui portait une hernie crurale droite depuis sept ans, sans jamais avoir appliqué de bandage. A la suite d'un effort, elle sentit sa hernie sortir plus violemment que de coutume et ne put parvenir, malgré des efforts répétés, à la faire rentrer.

Après qu'un médecin eut vainement pratiqué le taxis,

elle entra à l'hôpital *le dixième jour* dans un état des plus graves ; elle présentait tous les signes d'une péritonite.

A la partie supérieure de la cuisse droite, on apercevait une tumeur de la grosseur d'un œuf de poule. La peau était rouge et présentait quelques égratignures et ecchymoses produites par les tentatives violentes du taxis. Le chirurgien, après avoir incisé la peau et les différentes couches de tissu cellulaire, tomba sur le sac qui laissa échapper une certaine quantité d'un liquide jaunâtre, visqueux. Après avoir réséqué le premier sac au moyen de ciseaux, il fut étonné de tomber sur une tumeur arrondie, d'un tissu bleuâtre lie de vin, qui était couvert de quelques bandes transversales de graisse, ce qui fit comprendre à M. de Roubaix que ce n'était pas à l'intestin qu'il avait affaire mais à un second sac ; en effet, une incision faite à cette partie laissa échapper une petite quantité de liquide et prouva que l'idée d'un second sac était juste. Ce second sac avait dans toute son étendue des adhérences avec l'intestin ; on dut décoller celui-ci avant de pouvoir essayer de le faire rentrer ; il était d'un brun foncé, mais en assez bon état cependant pour qu'on ne fût pas obligé de le laisser au dehors. La réduction fut faite facilement après un débridement en dedans. La malade mourut de péritonite quelques jours après.

A l'autopsie on trouva le ventre rempli de fausses membranes et d'un épanchement abondant de matières fécaloïdes qui s'était fait par une perforation du collet de la hernie du côté opposé à celui où le débridement avait été pratiqué. Cette perforation paraissait déjà ancienne : ses bords étaient noirs et irrégulièrement découpés. Les intestins étaient d'un rouge vif presque uniforme.

La dissection attentive de la région inguinale fit voir que le premier sac, plus épais, paraissait aussi plus ancien que le second, qui ne semblait être qu'une portion de péritoine que la hernie actuelle avait poussée devant elle.

L'étranglement de l'intestin ne s'était pas fait dans toute sa circonférence ; un cinquième environ restait libre, ce qui expliquait que la femme, la veille de son arrivée à l'hôpital, avait pu avoir trois selles liquides provoquées par un purgatif.

Nous n'avons pas à revenir sur le pronostic grave et sur la terminaison par gangrène plus rapide dans l'espèce que lorsque une anse entière est étranglée.

Notons les accidents nerveux qui peuvent survenir indépendant de l'inflammation et de la gangrène et dont M. Paul Berger a dit (Mémoire sur les phénomènes nerveux que l'on observe dans le cours de l'étranglement herniaire) : « L'existence d'accidents nerveux dans le cours de l'étranglement herniaire indique toujours un étranglement très-serré qui doit être levé sans retard, et l'imminence des lésions intestinales ne laisse, au bout d'un temps très-court, d'autre alternative que le débridement fait après l'ouverture du sac et l'examen scrupuleux de l'intestin étranglé. »

Quant aux symptômes, il faut se défier de leur apparente bénignité. La bénignité des symptômes, dit justement M. Ledentu, dans son article du Dictionnaire, est une circonstance qui doit faire redoubler d'attention plutôt que d'inspirer une grande sécurité.

Nous avons vu que les vomissements fécaloïdes et même la constipation absolue pouvaient se montrer dans le pincement herniaire. Si le pincement est très-serré, le calibre de l'intestin, étant réduit à sa plus simple expression, nous sommes dans des conditions se rapprochant de celles de l'étranglement de l'anse et il n'est pas étonnant que les choses se passent de même. Mais si le pincement ne porte que sur une petite étendue de la paroi, si la capacité de l'intestin est assez considérable, pourquoi y a-t-il constipation ? Cela tient-il au « trouble nerveux, à la péritonite, surtout à cette dernière? » comme le dit M. Gosselin. Mais dans les cas où il n'y a pas de péritonite il faut bien invoquer, avec M. le professeur Verneuil, l'état de contracture de l'intestin, le rétrécissement dynamique, comme il l'a désigné lui-même. Quand bien même il y aurait diarrhée, le cas de M. Ledentu, publié plus haut, nous avertit qu'il ne faut pas affirmer pour cela la perméabilité de l'intestin. Citons les propres paroles de M. Ledentu, à propos de l'observation dont il s'agit:

« Est-il sensé, dit-il, d'admettre que la quantité énorme de matières évacuées ait pu passer du bout supérieur dans l'inférieur par un orifice aussi étroit? Il est d'ailleurs facile de constater que les matières contenues dans le bout inférieur n'étaient pas du tout les mêmes que celles que renfermait le bout supérieur, d'où cette conclusion très-naturelle que les matières évacuées provenaient directement du bout inférieur, et comme leur abondance ne permet pas de supposer qu'elles y étaient contenues à l'avance, il faut bien admettre qu'elles étaient le résultat d'une hypersécrétion muco-séreuse due à l'irritation propagée de proche en proche sur toute la longueur du bout inférieur à partir du point étranglé.

« Autre raison péremptoire : l'intestin était largement perforé au point étranglé. Les matières, si elles fussent réellement venues du bout supérieur, auraient eu bien plus de tendance à tomber dans le péritoine qu'à passer dans le bout inférieur. Si donc il y a souvent coïncidence entre la diarrhée et le pincement de l'intestin, il faut peut-être en chercher la cause plutôt dans l'intensité de l'irritation intestinale et sa tendance à gagner les deux bouts à une grande distance de l'étranglement que dans la perméabilité plus ou moins grande du canal. »

Le diagnostic du pincement herniaire est souvent méconnu, d'abord parce qu'on n'y pense point et qu'on ne le cherche pas, ensuite en raison des difficultés et des causes d'erreur. Le peu d'intensité des symptômes contribue à égarer l'observateur ou à lui inspirer une fausse sécurité. On ne saurait trop avoir présente à l'esprit l'observation de M. Kirmisson où des symptômes d'étranglement herniaire sous la dépendance d'un pincement difficile à reconnaître s'étaient manifestés chez une personne présentant une hernie ombilicale ancienne et volumineuse. Dans les observations de M. Lemée, de M. Duplay et de Garengeot, des ganglions plus ou moins volumineux ou enflammés marquaient l'intestin et pouvaient paraître déterminer des phénomènes pathologiques. On se rappelle que M. Lemée ayant rencontré un ganglion, alla résolument au delà, ouvrit le sac et aperçut l'intestin. Nous ne voulons pas revenir sur tous les faits relatés dans notre premier chapitre pour ne point nous exposer à des redites.

Le diagnostic est quelquefois presque impossible, comme en témoignent les deux observations suivantes.

OBSERVATION prise par M. Rigodin (1) à l'hôpital des Cliniques, dans le service de M. Broca.

Le diagnostic n'a pas pu être posé d'une façon certaine, mais M. Broca a conclu qu'il s'agissait très-probablement d'un pincement du côlon.

— Un imprimeur, âgé de 70 ans, fait une chute en descendant l'escalier de sa maison, et sa région lombaire gau-

(1) Thèse de doctorat. Des hernies lombaires, 1872.

che porte sur l'angle d'une marche. Relevé immédiatement, il fut porté sur son lit où il resta une partie de la journée en se plaignant d'une vive douleur à l'endroit frappé.

Le lendemain matin, le malade sent avec sa main et sa femme constate par la vue et le toucher une petite tumeur à l'endroit même qui avait porté dans la chute. Au bout de trois jours, ne pouvant reprendre son travail, il entre à l'hôpital.

« La tumeur, grosse comme un œuf de pigeon, ne pouvait se pédiculiser, dit M. Rigodin, et il fut impossible de la réduire. Pas de signes d'étranglement.

« M. Broca, après fait mouler la région dorsale et lombaire de cet homme, pour la déposer au musée Dupuytren, lui fit donner une ceinture ordinaire en cuir, bouclée mais sans pelote qui, maintenant la hernie, permit au malade de reprendre son travail..... La tumeur n'était-elle pas constituée par le côlon ou partie seulement du côlon descendant, ce qui fait que la liberté du conduit était assez grande pour que les selles n'aient pas cessé d'être régulières ? Cela nous semble la plus plausible de nos conjectures et c'est l'hypo thèse à laquelle M. Broca s'est rattaché. »

Observation de M. Louis, communiquée à M. Pipelet le jeune. (Mém. de l'Acad. royale de chirurgie, t. V.)

Le diagnostic est resté incertain. Il a été impossible, d'après Pipelet, de savoir au juste s'il s'agissait d'une très-petite épiplocèle ou d'un pincement de la paroi de l'intestin.

« Un jeune seigneur, au service des Etats généraux des Provinces-Unies, avait consulté, en Hollande et en Allemagne, les plus fameux médecins sur une colique habituelle, laquelle, depuis plusieurs années, le tourmentait au point de détruire son tempérament et de le menacer d'une fin funeste. Ses digestions étaient très-dérangées, l'embonpoint et les forces allaient toujours en dépérissant, malgré les remèdes ordonnés par des praticiens très-renommés dans toute l'Europe. Il vint à Paris l'année dernière pour consulter M. Tronchin qui étudia avec toute l'atttention dont il est capable l'état du malade et, par le récit de la naissance, du progrès et de la disparition des sensations douloureuses en différents temps, et par la considération des endroits d'où ces douleurs partaient et où elles aboutissaient, il jugea que *des portions épiploïques ou même intestinales étaient pincées intérieurement* dans les anneaux, *sans former de tumeur à l'extérieur.* La réduction fut faite, après que le malade eut gardé, pendant huit jours, la situation horizontale, avec l'application de cataplasmes, fort onctueux et relâchants, sur les régions inguinales. »

Une hernie qui ne fait pas saillie au dehors sera souvent prise pour un étranglement interne (Vidal).

Notre collègue, M. Bulteau (thèse de Paris 1878), à propos du diagnostic et de l'occlusion intestinale aiguë, dit que « par un examen assez superficiel, on s'assurera qu'il n'y a pas de hernie, ou que, tout au moins, il n'y a pas d'étranglement. Nous pensons que l'examen devra être complet et attentif et qu'on ne devra pas, si l'on veut faire une investigation vraiment utile, se contenter de jeter un coup d'œil et d'explorer hâtivement les régions ilio-inguinale, inguino-crurale et ombilicale »

Il est surtout difficile, dit le même auteur (1), de distinguer dans bon nombre de cas l'étranglement vrai de l'inflammation de la hernie (péritonite herniaire) que l'on a aussi appelé étranglement faux. Nous renvoyons, pour ce qui concerne la péritonite herniaire, à la thèse de M. Richelot

(1) Vidal.

(De la péritonite herniaire et de ses rapports avec l'étranglement. Thèse de Paris, 1873).

Dans une série de cas où l'inflammation de la hernie a été bien constatée, c'est l'étranglement qui ouvre la scène; l'inflammation vient rendre l'irréductibilité plus complète; dans quelques cas, la chute de l'inflammation permet de réduire la hernie ; mais dans toutes les observations, l'irréductibilité s'est montrée immédiate. Le cours des matières a été arrêté avant l'apparition d'aucun signe de phlegmasie.

Nous sommes loin des idées de Malgaigne pour qui les accidents dits d'étranglement peuvent le plus souvent être raportés à une inflammation de la hernie, à une péritonite herniaire, à un pseudo-étranglement (hernies volumineuses sortant souvent par des anneaux élargis, mal contenues dans un bandage).

M. Richelot est arrivé à cette conclusion : Il y a des étranglements avec péritonite herniaire consécutive; il y a des péritonites herniaires avec étranglement consécutif; il y a des péritonites herniaires sans étranglement; il n'y a pas de pseudo-étranglement.

Voici comment M. Richelot comprend le mécanisme de l'étranglement : « Primitif, il se produit par le resserrement élastique de l'anneau revenant sur lui-même après avoir été brusquement dilaté par le passage d'une portion de viscère plus volumineuse (grosses hernies sortant un jour plus volumineuses que de coutume), ou bien par la distension de l'anse intestinale par des gaz qui y sont brusquement poussés au moment de la sortie, comme dans l'expérience de lacarte (petites hernies). Consécutif, il faut d'abord qu'il y ait adossement des parois intestinales au niveau de l'orifice fibreux ; dans ce cas, une péritonite herniaire, sous quelque condition qu'elle se développe, amènera l'épaississement des parois et le développement de gaz dans l'anse herniée ; la constriction en sera augmentée, l'étranglement sera constitué. Cette dernière variété ne se rencontre guère que dans les grosses hernies, à large collet, qui peuvent sortir sans s'étrangler immédiatement. »

La théorie de Malgaigne ne reste vraie que pour les épiplocèles.

La hernie épiploïque se rapproche jusqu'à un certain point du pincement par les signes et la marche. Nous ne saurions mieux faire que de rappeler les caractères assignés par Vidal à l'épiplocèle :

« Tumeur molle, pâteuse, peu sensible à la pression ; surface inégale ; par le taxis elle rentre peu à peu et sans bruit. Elle est plus difficile à réduire et à contenir que l'entérocèle ; elle n'offre pas les variations de volume et de consistance qu'on observe dans la hernie intestinale. La hernie épiploïque d'un médiocre volume est rarement fort incommode ; elle n'est pas ordinairement accompagnée de dérangement dans les fonctions digestives. Si la massé épiploïque est considérable, le malade éprouve quelquefois, en se redressant, un sentiment de tension qui va de la tumeur à l'épigastre ; enfin, si la plus grande partie de l'épiploon gastro-colique est dans le sac, l'estomac, entraîné en bas, devient vertical, et le déplacement produit un dérangement fonctionnel qui peut faire tomber le malade dans un marasme qui l'épuise. (Pipelet, mémoires de l'Académie royale de chirurgie.) Ces signes de l'épiplocèle ne sont pas, sans doute, infaillibles ; cependant on s'y trompera rarement, si la hernie est simple. Mais si elle est irréductible, si la portion extérieure de l'épiploon est indurée, le diagnostic pourra présenter de grandes difficultés. Les signes commémoratifs seront alors d'un grand secours;

le pédicule de la tumeur, s'engageant dans l'ouverture herniaire, laissera peu de doute. Si une inflammation phlegmoneuse s'empare de l'épiploon hernié, tous les caractères extérieurs pouvant servir de base au diagnostic auront bientôt disparu ; mais l'incertitude ou l'erreur aura peu d'inconvénients dans ce cas, car le phlegmon et l'abcès qui en seront la conséquence doivent être traités comme s'ils avaient leur siége dans le tissu cellulaire extérieur. »

Nous avons cité un cas où il y avait en même temps épiplocèle et pincement herniaire ; et ce cas est non-seulement remarquable pour ce motif, mais encore parce que l'épiploon adhérant à l'anneau était l'agent du pincement.

L'inflammation du sac herniaire peut simuler un étranglement. Sanson s'y est trompé : c'était une femme qui était dans son service à l'Hôtel-Dieu en 1830 ; après l'incision du sac il s'écoula beaucoup de pus ; il n'y avait dans cette poche ni intestin, ni épiploon. L'intérieur du sac présentait une surface lisse, polie, sans adhérences. L'orifice par lequel cette poche communiquait avec l'abdomen était si étroit qu'on aurait eu de la peine à y introduire l'extrémité du doigt auriculaire. L'opération fit cesser immédiatement tous les accidents qui simulaient l'étranglement.

Nous trouvons dans la thèse de Terrion 1830, (Essai sur le diagnostic de quelques tumeurs de l'aine), une observation d'un fait qu'il a vu dans le service de Dupuytren, — *d'inflammation d'un ancien sac herniaire qui offrait tous les signes d'une hernie étranglée.*

Une femme, âgée de 50 ans, entra à l'Hôtel-Dieu dans le courant du mois d'avril 1830, et fut couchée au n° 1 de la salle Saint-Jean ; elle était atteinte depuis longues anannées d'une hernie crural du côté droit. Un bandage avait été méthodiquement appliqué et exactement porté par la malade. Depuis quelque temps des douleurs s'étaient manifestées, sans cause connue, dans l'aine et le point sur lequel reposait le bandage. Des coliques, de la constipation, des envies de vomir se déclarèrent. La tumeur ne rentrait point lors de l'arrivée de la malade à l'hôpital ; elle était douloureuse au toucher, globuleuse, du volume d'un gros œuf de pigeon, dure, irréductible et sans changement de couleur à la peau. Les symptômes d'étranglement persistaient depuis quelques jours ; il y avait constipation, hoquets, nausées et de temps en temps quelques vomissements. Sans être très-prononcés, ces symptômes l'étaient assez cependant pour faire soupçonner la constriction d'une partie de l'intestin. On employa la saignée, les bains, les émollients, en un mot tous les antiphlogistiques. Le taxis fut essayé plusieurs fois, mais toujours sans succès. M. Sanson voyant à la visite du soir tous ces moyens inutiles et les symptômes persister, pensa qu'il était urgent d'opérer : une incision fut faite sur la tumeur, comme dans l'opération de la hernie ; on procéda avec une grande précaution, en incisant lentement chaque couche située au devant du sac herniaire avec le bistouri et la sonde cannelée. Le chirurgien arriva au sac ; une ponction fut faite, il en sortit du pus ; l'incision agrandie, tout le liquide purulent contenu dans la tumeur fut évacué ; le doigt introduit dans la cavité ne put reconnaitre aucune portion d'intestin ni d'épiploon, mais bien une surface lisse, polie, sans adhérence, et à sa partie supérieure l'orifice d'un canal fort étroit, communiquant avec l'abdomen, mais tellement petit qu'on aurait eu de la peine à y introduire l'extrémité du doigt auriculaire; ce canal était le reste, le vestige du collet de l'ancien sac herniaire. Immédiatement après l'opération, les accidents qui simulaient l'étranglement cessèrent complétement.

C'est donc par une recherche attentive et prolongée qeu l'on pourra, établir le diagnostic. Nous avons vu certains pincements herniaires de la paroi abdominale réduits aisément par le taxis ; mais dans la plupart des cas les pincements inguinaux et cruraux, en raison de leur situation profonde, du manque de prise, nécessitent l'opération de la kélotomie. Quand bien même il resterait des doutes sur la cause des phénomènes d'étranglement que l'on observe, pourvu qu'il y ait un lieu d'élection, il faudrait aller voir ce qui se passe, se souvenant que dans les pincements herniaires les lésions sont rapides et sans concordance avec les symptômes,

Paris. — A. PARENT, imprimeur de la Faculté de Médecine, rue M.-le-Prince, 29-31.

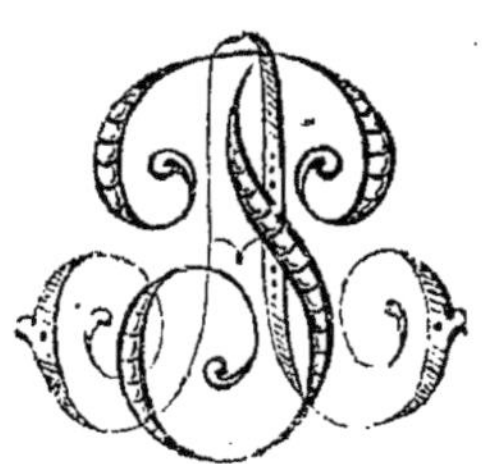

www.ingramcontent.com/pod-product-compliance
Ingram Content Group UK Ltd.
Pitfield, Milton Keynes, MK11 3LW, UK
UKHW021006200726
13857UKWH00004B/1299

9 782011 911018